EL PODER DE COMER BIEN

Espasa, sello editorial de Editorial Planeta, S. A.
Avda. Diagonal, 662-664, 08034 Barcelona (España)
www.planetadelibros.com
www.espasa.com

Diseño de la cubierta: Planeta Arte & Diseño
Ilustraciones del interior: M.ª Luisa Sánchez-Ocaña Fdez.
Fotografías del interior: cortesía del autor
Primera edición: septiembre de 2025

ISBN: 978-84-670-7792-6
Depósito Legal: B. 13.720-2025
Preimpresión: Safekat, S. L.
Impresión: Huertas Industrias Gráficas, S. A.
Printed in Spain - Impreso en España

PEFC
PEFC/14-38-00305
Certificado PEFC
Este libro procede de bosques gestionados de forma sostenible y fuentes controladas
www.pefc.es

Javier Martínez
@equidieta

EL PODER DE COMER BIEN

No solo importa lo que comes,
también **cómo, cuándo** y **dónde** lo haces

ESPASA

A quienes creéis en la ciencia,
a los que creísteis en mí
y habéis hecho posible este sueño,
que también os pertenece

Índice

¿Cómo como?

¿Cuándo como?

Introducción

Querido lector:

Desde pequeño me inculcaron el amor por la ciencia, el deporte y la naturaleza, lo cual agradeceré toda la vida. Si ya estás aquí, quizás me conozcas como Javier, Javi para la mayoría o incluso *Javinopara* para quienes conocen mi espíritu más aventurero. Tuve la suerte, gracias a mi madre, de comenzar mi enseñanza en la guardería del CSIC (Consejo Superior de Investigaciones Científicas) de Madrid, pionera en alimentación saludable: como buena institución científica, se las ingeniaron para incluir menús ricos en verduras y frutas, con lo cual era un niño por entonces un poco peculiar que pedía en un restaurante judías verdes, tortilla de zanahorias o un filete de ternera a la plancha con limón y ensalada. Sí, era ese niño que miraba todas las etiquetas nutricionales de briks de leche, cereales de desayuno y que se paraba detrás del carro del supermercado con mis padres mientras leía detenidamente cada producto.

Tuve la fortuna también de conectarme con la naturaleza desde crío, explorando los paisajes del parque nacional de la Sierra del Guadarrama a través de largas caminatas con mi padre y excursiones en bicicleta de montaña. Disfrutar del ejercicio al aire libre en cada una de las cuatro estaciones se convirtió en una parte fundamental de mi niñez.

Mi vocación y amor por la naturaleza y sus habitantes me llevó a la Facultad de Veterinaria, y gracias a todos los conocimientos que recibí acerca del bienestar animal y la producción de alimentos fui descubriendo un gran interés por la alimentación, finalizando la licenciatura en Ciencia y Tecnología de los Alimentos, preciosa aventura llena de grandes compañeros, laboratorios y experimentación. Allí aprendí de dónde viene cada alimento, cómo se elabora y procesa, el coste que conlleva, los aditivos que puede necesitar —o no— y el porqué, y, en definitiva, la seguridad de los alimentos. Mi interés fue más allá y me sumergí de lleno en la nutrición clínica y hospitalaria, en cómo ayudar a los demás a llevar una vida más saludable y en introducir la ciencia en cada plato como dietista-nutricionista.

Admiro y me apasiona trabajar mano a mano con el mundo de la medicina y siempre agradeceré de corazón a los médicos, enfermeros y demás compañeros sanitarios por enseñarme tanto de lo que sé. El trabajo en equipo me ha mostrado la importancia de unir fuerzas entre la medicina y la nutrición porque juntos somos más fuertes y verdaderamente se marca la diferencia. Así, contribuir a crear un mundo más saludable, cuidar a los que más queremos y nuestro maravilloso templo, que es el cuerpo.

Aprendí de niño también a valorar el poder de la ciencia. Mi padre, quien dedicó su vida a la industria farmacéutica, me enseñó el impacto de los medicamentos para salvar vidas y mejorar su calidad. Sin embargo, también comprendí que la verdadera meta de la ciencia no debería ser inundar de medicamentos a las personas, sino lograr que solo tuvieran que usar los necesarios. Más alimentos y menos medicamentos es un principio que he abrazado durante toda mi carrera, porque un estilo de vida que proteja tu valiosa salud puede convertirse en la mejor medicina preventiva y la mejor inversión.

Me apasiona divulgar la importancia de que algo tan bonito como el acto de comer, que nos acompaña desde meses antes de abrir los ojos en este mundo, debería ser algo importante, positivo, saludable, flexible y repleto de conocimiento. Porque la forma de alimentarnos es un arte y un gran compañero de viaje a lo largo de nuestras vidas.

Algo que he aprendido tanto en mi vida personal como en la profesional es que, en un estilo de vida saludable, el deporte y la actividad física son una muleta fundamental a lo largo de nuestra existencia, y así lo experimenté tras un accidente, en cuya recuperación fueron esenciales junto con dos grandes armas para conseguir cualquier sueño: la voluntad y la disciplina. Siento una profunda conexión con nuestro maravilloso planeta y me apasiona recorrer el mundo con mi mochila, descubriendo nuevas culturas, cómo viven y cómo se alimentan. Creo firmemente que podemos fusionar el conocimiento de cada una de ellas para enriquecer nuestras vidas, adoptando lo mejor de cada tradición para vivir con más salud y plenitud.

Alimentar el cambio, alimentar el futuro

En una sociedad rebosante de información sobre nutrición, este libro pretende ser una guía accesible, inspiradora y basada en la ciencia, diseñada para ayudarte a mejorar tu calidad de vida de manera integral. El objetivo de esta aventura no es crear polémica ni ofrecer verdades absolutas, sino compartir conocimiento desde la humildad y la experiencia para que puedas tomar decisiones informadas que te lleven a un bienestar duradero. Además, exploraremos el fascinante mundo de la epigenética, que revela cómo tus elecciones diarias, la alimentación, el estilo de vida y el manejo del estrés no solo afectan a tu salud, también pueden transmitirse a las futuras generaciones: hijos, nietos e ¡incluso bisnietos!

Te invito a explorar y enriquecer tu universo nutricional, descubriendo un camino que mejore tu salud y te permita disfrutar cada momento con plenitud. Tu salud va mucho más allá de un número en la báscula, de tu microbiota intestinal, de tu nivel de inflamación o de si decides ayunar dieciséis horas. Es el conjunto de todo: el equilibrio, la armonía y la conexión de cada aspecto de tu bienestar. Cada elección, cada hábito, cada nutriente cuenta en la creación de tu salud completa y duradera.

Este libro no trata de imponer restricciones ni ofrecer recetas mágicas para adelgazar. Su propósito es ayudarte a elevar tu nivel de energía, mejorar tu estado nutricional y transformar tu relación con la comida en una experiencia positiva y enriquecedora. No es ningún método cerrado y restrictivo, tan solo pretende huir de «dietas» con fecha de caducidad, porque lo que permanece para siempre es la educación nutricional.

Espero que estas páginas te inspiren, te enriquezcan con conocimiento y se conviertan en un gran apoyo en tu camino hacia una vida más saludable, ayudándote a unificar nutrición, cocina y estilo de vida en un enfoque integral. La verdadera esencia de la dieta no es la restricción, el hambre ni una lista rígida de alimentos. La palabra dieta proviene de la antigua Grecia y significaba 'estilo de vida', un conjunto de hábitos que incluían la alimentación, el ejercicio y el descanso, que deben ir de la mano para mantener la salud y el bienestar.

La nutrición, al igual que los buenos amigos, es una ciencia que debe sumar a tu vida, no restar. Su propósito es enriquecer tu día a día, aportar energía, salud y equilibrio, y nunca convertirse en una carga o motivo de estrés.

Recuerda que tu salud es también el resultado de un conjunto dinámico y complejo: lo que comes, lo que piensas, lo que entrenas, el medio ambiente en el que vives, los amigos que eliges y las elecciones que haces cada día para construir un futuro más saludable para ti y para quienes te rodean. Al final, nuestra salud y la de nuestro hogar llamado Tierra están entrelazadas, y la manera en que vivimos hoy determinará el bienestar de las generaciones futuras.

Espero que este libro despierte tu interés por la ciencia y la educación nutricional, te inspire un amor continuo por el aprendizaje y te ayude a identificar fuentes de información contrastadas y de confianza. Te invito a que te tomes el tiempo para leerlo, sin prisa, pero con atención, y que, trascurridas doce semanas de reflexión y cambio, haya podido aportar mi granito de arena para aumentar tu nivel de energía, hacerte sentir imparable y motivar a quien te rodea a comprender la importancia de la forma de comer y vivir porque alimentar el cambio ahora es alimentar el futuro.

DIEZ TRANSFORMACIONES QUE SENTIRÁS AL LEER Y VIVIR EL LIBRO

1. Notarás una mejoría en tus niveles de energía.
2. Cuidarás tu microbiota intestinal, esos billones de diminutas mascotas que protegen tu salud y dependen de tus hábitos. Barriga feliz, vida feliz.
3. Tus defensas serán más fuertes, aprenderás a preparar tu sistema inmunitario, tu escudo más valioso.
4. Aprenderás a controlar tus hormonas del estrés, a gestionarlo mejor y a mejorar así tu estado de ánimo.
5. Dirás adiós a dietas estrictas y milagrosas para saludar a una composición corporal saludable y natural. Entenderás de verdad cómo tomar el control de tu alimentación y de tu salud. Aprenderás a comer de una vez por todas. Romperás con los métodos, modas y restricciones: aprenderás a comer saludable de una vez por todas.
6. Aprenderás a llevar a cabo una dieta sostenible y respetuosa con el planeta.
7. Tú cambiarás a mejor mientras los demás te siguen. A medida que te sientas lleno de vida y energía, las personas a tu alrededor notarán el cambio y se sentirán motivadas a seguir tu ejemplo.
8. Aprenderás a detectar la buena información, a distinguir fuentes confiables, lo que te permitirá evitar mitos y falsas promesas de dietas no fundamentadas.
9. Protegerás tu salud a largo plazo, distanciándote de enfermedades crónicas como la diabetes y enfermedades cardiovasculares.
10. Conectarás con tu cuerpo y la naturaleza. Te permitirá entender mejor cómo los alimentos impactan en tu bienestar físico y mental, fomentando una conexión más armoniosa con el medio ambiente.

Estás a punto de descubrir esos secretos que en realidad nunca lo han sido. El conocimiento, la sabiduría y la naturaleza ya nos han mostrado lo que necesitamos para que la nutrición y el estilo de vida nos guíen hacia una vida plena, llena de salud y energía.

¿QUÉ COMO?

1

ÉRASE UNA VEZ LOS NUTRIENTES

Que tu alimento sea tu medicina,
y que tu medicina sea tu alimento.

HIPÓCRATES

Toda buena historia comienza con el origen de todo, y el viaje de nuestra vida nutricional no es la excepción. En cada etapa de la existencia los nutrientes son los protagonistas silenciosos que sostienen la salud y el bienestar. Son las piezas fundamentales que, aunque invisibles a simple vista, construyen, reparan y dan energía al cuerpo para enfrentar cada día.

Así como en los relatos más emocionantes, los alimentos esconden verdades ocultas que esperan ser reveladas. Bajo su apariencia común se encuentran los nutrientes que desempeñan un papel crucial en cada bocado que consumimos. Y es justamente desnudando esos alimentos y comprendiendo su composición como comenzamos a tomar control de nuestra alimentación.

En este capítulo exploraremos los cimientos de una nutrición equilibrada, descubriremos cómo cada nutriente forma parte de la vida y cómo el conocimiento de su presencia en los alimentos es la brújula que nos guía hacia una vida más plena y saludable.

Los macronutrientes, la energía en tu plato

Los macronutrientes son los grandes proveedores de energía y estructura en el cuerpo, y cada uno tiene un papel único. Lo mismo que un árbol necesita agua, luz solar y minerales para crecer, nosotros necesitamos proteínas, carbohidratos y grasas para mantenernos activos y saludables.

Las proteínas: los ladrillos del cuerpo como las raíces de un árbol

Imagina un árbol grande y robusto. Sus raíces son lo que le da estabilidad, fuerza y crecimiento. Así funcionan las proteínas en nuestro cuerpo: son los ladrillos que construyen y reparan tejidos, desde los músculos hasta la piel y los órganos. Del mismo modo que las raíces del árbol, que constantemente buscan minerales del suelo para nutrirse y crecer, las proteínas están en constante renovación, construyendo las estructuras que nos permiten movernos, regenerarnos y mantenernos firmes ante las adversidades con el sistema inmunitario.

Los alimentos ricos en proteínas como las legumbres, los huevos o el pescado son las raíces que nos mantienen firmes y saludables. Sin ellas, el cuerpo no tendría el soporte necesario para crecer y fortalecerse.

Las proteínas son como los arquitectos de la naturaleza. Están presentes en todo ser vivo, desde las plantas hasta los animales, y son los responsables de crear y reparar los tejidos que nos mantienen activos. Cada vez que consumes un plato de lentejas, una porción de pescado o un huevo estás tomando aminoácidos, los bloques de construcción esenciales para tus músculos, tu piel y tus órganos.

Alimentos ricos en proteínas	
De origen animal	Pescado, pollo, ternera, cerdo, huevos, leche y derivados lácteos como el queso o el yogur.
De origen vegetal	Legumbres como las lentejas, los garbanzos, el tofu, la quinoa, los frutos secos o las algas.

En la naturaleza, las proteínas son los generadores y protectores de la vida. Son los elementos que te permiten crecer, regenerarte y mantenerte fuerte. En la dieta mediterránea, la combinación equilibrada de proteínas vegetales y animales es fundamental para una salud óptima. Sin embargo, en otros lugares del mundo, como en Okinawa, la dieta es baja en proteínas de origen animal y alta en proteínas vegetales. El tofu y otros derivados de la soja son las principales fuentes de proteínas, complementadas por pequeñas cantidades de pescado, cerdo, huevos, algas y legumbres. Esta dieta es uno de los factores clave detrás de la longevidad y salud de los habitantes de este paraíso de la salud.

Laura y el tratamiento con semaglutida

Laura, de treinta y ocho años y con un peso inicial de ochenta y cinco kilos, decidió comenzar un tratamiento con semaglutida, un medicamento que imita la acción de una hormona llamada GLP-1 para regular el azúcar en sangre, reducir el apetito y ralentizar el vaciamiento gástrico. Aunque su objetivo era perder peso, nadie le diseñó un plan alimenticio adecuado.

Al combinar la semaglutida con ayuno intermitente, Laura comenzó a comer mucho menos, pero no se dio cuenta de que no estaba cubriendo sus necesidades básicas de proteínas, que deberían ser al menos 0,8 gramos por kilo de peso corporal, lo que en su caso equivalía a unos sesenta y ocho gramos diarios.

Este déficit empezó a reflejarse en pérdida de masa muscular, mayor debilidad y una apariencia menos tonificada, pese a la pérdida de peso en la báscula.

Los análisis revelaron que sus niveles de albúmina y prealbúmina estaban bajos, lo que evidenció problemas en su estado nutricional.

La albúmina, una proteína producida por el hígado que transporta nutrientes y regula los líquidos en el cuerpo, estaba por debajo de lo normal, indicando un desequilibrio en su nutrición general. Por otro lado, la prealbúmina, que actúa como un indicador temprano de malnutrición, también estaba disminuida, lo que reflejaba que en las últimas semanas Laura no había consumido suficientes proteínas para cubrir las necesidades básicas. Estas proteínas son fundamentales para el buen funcionamiento del cuerpo.

Piensa en la albúmina como una mochila que transporta nutrientes por el organismo y ayuda a mantener los líquidos en su lugar. Si sus niveles disminuyen, el cuerpo empieza a mostrar señales de que algo no está bien. Estas deficiencias afectan su capacidad para reparar tejidos, defenderse de infecciones y mantener funciones esenciales, subrayando que las proteínas no son solo importantes para los músculos, sino para el equilibrio integral del cuerpo.

Aunque Laura al principio estaba satisfecha con la rapidez de la pérdida de peso, pronto comenzó a experimentar fatiga constante, menor resistencia física y dificultades para concentrarse.

Este caso evidencia los riesgos de utilizar tratamientos como la semaglutida sin la supervisión adecuada de un profesional que garantice una alimentación equilibrada. Las herramientas para perder peso pueden ser efectivas, pero siempre deben ir acompañadas de un enfoque personalizado que priorice la salud a largo plazo.

Laura aprendió, aunque de forma difícil, que adelgazar no debe significar sacrificar el bienestar y que una nutrición adecuada es clave para cualquier objetivo de salud.

Los carbohidratos: la luz solar de la energía diaria

Ahora piensa en la luz del sol. Los árboles dependen de la fotosíntesis para convertir la energía solar en glucosa, su fuente principal de energía. Los carbohidratos funcionan de manera similar para nosotros: son la fuente de energía rápida que necesitamos para movernos, pensar y funcionar. Así como los árboles almacenan energía en sus hojas y frutos, nosotros obtenemos glucosa de los carbohidratos en alimentos como el pan, las frutas y los cereales integrales que luego el cuerpo transforma en energía utilizable. Cada vez que comes una fruta o un trozo de pan es como si estuvieras almacenando rayos de sol que después se liberarán para mantenerte activo durante todo el día.

Los carbohidratos son, por excelencia, el combustible que la naturaleza nos ofrece directamente de la tierra. Estos alimentos están llenos de carbono, el elemento que da vida a la fotosíntesis y que alimenta a las plantas, y de ahí a nosotros.

Alimentos ricos en carbohidratos
Arroz, avena, cebada y trigo integrales, patata, boniato, yuca, manzanas, plátanos, uvas, cítricos...

Carlos y la dieta baja en carbohidratos

Carlos, de treinta años, llegó a consulta tras meses siguiendo una dieta muy baja en carbohidratos, sin tomar fruta —se la prohibieron—, llena de edulcorantes y productos sustitutivos. Aunque había perdido peso, también había perdido masa muscular, sufría estreñimiento crónico y desarrolló carbofobia o miedo a comer carbohidratos. Además, su estado de ánimo estaba tan mal que tuvo que iniciar tratamiento antidepresivo.

Carlos notaba que había perdido kilos, pero también su carácter alegre y su energía.

Los carbohidratos son necesarios para la producción de serotonina, una «hormona de la felicidad» que regula el estado de ánimo, el sueño y el apetito. Consumirlos promueve la liberación de insulina, lo que permite que el triptófano, un aminoácido necesario para producir serotonina, entre en el cerebro. Sin carbohidratos, la serotonina disminuye, lo cual puede llevar a sentimientos de tristeza, irritabilidad y un estado de ánimo bajo.

Para ayudar a Carlos diseñamos una dieta más equilibrada que incluyera carbohidratos saludables, frutas y alimentos integrales. Este cambio no solo mejoró su bienestar físico y mental, también le mostró que el objetivo no es simplemente perder peso, sino ganar salud y felicidad. Carlos comprendió que perder grasa de manera equilibrada es importante, pero no a cualquier precio.

Las grasas: proveedoras de vida

Imagina una pequeña semilla, una cápsula de vida encerrada en un envoltorio perfecto. Esta semilla es como nuestras grasas, que se almacenan en el cuerpo en pequeñas células esperando el momento adecuado para liberar su energía. Las semillas, al igual que las grasas, tienen varias funciones vitales que permiten el crecimiento, la protección y el sustento.

Protección

Las grasas forman una capa protectora alrededor de los órganos, como si fueran las cáscaras duras que protegen a las semillas de los elementos. Esta función es similar a cómo las semillas se protegen en el suelo, blindadas contra condiciones adversas, asegurando la supervivencia del embrión en su interior. Las grasas también protegen nuestro cuerpo del frío, actuando como una manta natural que ayuda a mantener el calor, como la capa externa de una semilla conserva su humedad y nutrientes.

Energía almacenada

Cuando pensamos en una semilla, imaginamos un pequeño almacén de energía, una fuente concentrada que puede alimentar a una planta joven hasta que sea capaz de producir su propia comida. De manera similar, las grasas son depósitos de energía. En tiempos de necesidad, el cuerpo recurre a esta reserva para obtener el combustible que necesita. Así como una semilla se activa y nutre a la planta que crece de ella, nuestras reservas de grasa pueden ser movilizadas para proporcionarnos energía en períodos de escasez. Las grasas son el almacén de energía que la naturaleza ha diseñado con maestría. Piensa en ellas como el refugio energético que los organismos utilizan cuando necesitan protegerse o mantener calor.

Las grasas saludables, como las que encontramos en el aceite de oliva, las nueces, el aguacate y los pescados grasos, no solo nos proporcionan energía a largo plazo, también juegan un papel fundamental en la protección de las células y en la absorción de vitaminas esenciales.

Función fundamental

Las grasas, además, son cruciales en la producción de hormonas. Estas son mensajeros químicos que controlan numerosas funciones, desde el metabolismo hasta el crecimiento y la reproducción. Igual que la semilla lleva en su interior toda la información para convertirse en un árbol, las grasas actúan como portadoras de señales vitales, facilitando la comunicación entre distintas partes del organismo. Sin estas grasas el cuerpo no podría producir ciertas hormonas que regulan la actividad celular y aseguran que los sistemas trabajen en armonía.

Del mismo modo que la semilla es el principio de un bosque, las grasas son el fundamento que permite al cuerpo funcionar, adaptarse y florecer. Así, podemos decir que las grasas, como las semillas, son pequeñas pero poderosas guardianas de la vida, capaces de proporcionar lo necesario para que algo más grande crezca y prospere.

Alimentos ricos en grasas saludables
Aceite de oliva virgen—el oro líquido de la dieta mediterránea—, aguacate, mantequilla de cacahuete, almendras, nueces, avellanas, salmón, sardinas y semillas de chía, de sésamo, de caña, de girasol y de calabaza.

Ana y la dieta muy baja en grasa

Ana, de cuarenta años, llevaba meses con una dieta muy baja en grasas. Aunque perdió algunos kilos, empezó a notar su piel seca, tuvo desarreglos con el ciclo menstrual que nunca había tenido, se sentía débil y sin energía, y sus análisis mostraban deficiencias en vitaminas importantes: A, D, E. Además, sus niveles de colesterol malo (LDL) estaban altos, lo que aumentaba su riesgo de problemas cardíacos.

Estas tres vitaminas son liposolubles, lo que significa que necesitan grasas para ser absorbidas. Sin suficiente grasa, el cuerpo no puede aprovecharlas. Son esenciales para la piel, los huesos y el sistema inmunitario.

Las grasas son importantes también para la síntesis de hormonas sexuales. Los estrógenos y la progesterona se derivan del famoso colesterol. Si la ingesta de grasas es demasiado baja, el cuerpo puede tener dificultades para producir estas hormonas en cantidades suficientes, lo que puede llevar a ciclos menstruales irregulares, con períodos que se retrasan o son menos frecuentes y en casos extremos, la ausencia total de la menstruación debido a la falta de estrógenos.

Para ayudar a Ana, ajustamos su dieta e incluimos grasas saludables, como las del aguacate y el aceite de oliva, que además, mantienen el corazón sano. Gracias a este cambio mejoró su energía y su piel, reguló sus niveles de colesterol y su bienestar en general. Aprendió que para perder kilos no es necesario eliminar nutrientes esenciales. Una dieta balanceada con grasas saludables es fundamental para cuidar la salud mientras se alcanzan los objetivos de peso.

El valor de los macronutrientes: más allá de las calorías

Al hablar de macronutrientes es básico recordar que no todos los alimentos son iguales, incluso si tienen la misma cantidad de calorías o macronutrientes. Por ejemplo, una pizza puede tener

40 % de carbohidratos, 30 % de grasas y 30 % de proteínas, al igual que una ensalada de legumbres con lentejas, verduras frescas y un chorrito de aceite de oliva. Sin embargo, aunque ambas comidas contengan los mismos macronutrientes, su impacto en tu salud es completamente diferente. Mientras que la ensalada de legumbres ofrece fibra, vitaminas, minerales y grasas saludables, la pizza puede estar cargada de grasas saturadas y carbohidratos refinados.

Este ejemplo muestra que no basta con contar calorías o macronutrientes; el origen y la calidad de los alimentos que comemos son clave para una nutrición equilibrada y saludable.

LOS MICRONUTRIENTES, TUS GUARDIANES INVISIBLES

Piensa en un árbol frutal lleno de naranjas maduras, brillando bajo el sol. Cada una no solo está ahí para complacer tus sentidos, sino que ha pasado meses absorbiendo nutrientes del suelo y defendiéndose del entorno. Así como el árbol cuida sus frutos, los micronutrientes dentro de la naranja cuidan de ti cuando la consumes.

La piel de la naranja actúa como una barrera protectora, resguardando el fruto de las inclemencias del tiempo y los insectos. Dentro de esa piel se esconde un poderoso micronutriente: la vitamina C. Esta vitamina defiende a la naranja de los radicales libres que pueden dañarla y protege las células cuando la ingerimos, fortaleciendo nuestro sistema inmunitario y ayudando a la producción de colágeno, esencial para la salud de la piel y los tejidos.

A través de las raíces el árbol absorbe minerales como el potasio y el magnesio que circulan por la fruta. El potasio es clave para mantener el equilibrio de líquidos y electrolitos en la naranja, asegurando que crezca sana y fuerte. Cuando consumimos la fruta, este mismo potasio regula la presión arterial, mientras que el magnesio apoya la función muscular y nerviosa, ayudándonos a mantener un ritmo cardíaco saludable.

Además de la vitamina C, las naranjas contienen flavonoides, compuestos antioxidantes que refuerzan aún más sus defensas contra el daño oxidativo. Cuando los consumimos, estos flavonoides también actúan como antioxidantes en el cuerpo, ayudando a combatir el envejecimiento celular. Por otro lado, la vitamina A, presente en pequeñas cantidades, contribuye a la salud visual y al mantenimiento de la piel, funcionando como otro mecanismo de defensa.

Aunque invisibles a simple vista, los micronutrientes como las vitaminas B (B1, B6) presentes en la naranja son fundamentales para el metabolismo energético. Nos ayudan a convertir los carbohidratos en energía, lo que nos da vitalidad a lo largo del día. Al igual que el árbol nutre la fruta con estos micronutrientes esenciales, cuando la comemos, esa energía se transfiere al cuerpo, mejorando nuestras funciones vitales y nuestro bienestar general.

La naturaleza nos brinda una increíble variedad de alimentos llenos de micronutrientes esenciales. Desde frutas jugosas hasta semillas crujientes y coloridas verduras, cada alimento ofrece algo único para nuestra salud.

Frutas, el arcoíris nutritivo

No solo son dulces y refrescantes, además, están llenas de vitaminas, minerales y antioxidantes que nos mantienen fuertes y enérgicos:

— Aguacate. Crema verde y nutritiva, cargada de vitamina E, C, B6 y potasio para mantener tu piel y corazón saludables.
— Bayas (arándanos, frambuesas, moras, fresas). Pequeñas pero poderosas, llenas de antioxidantes, vitamina C, fibra y manganeso que te ayudan a combatir los radicales libres.
— Kiwi. Una explosión de vitamina C, K, E y ácido fólico, ¡ideal para fortalecer tu sistema inmunológico!
— Naranjas y cítricos. Los campeones de la vitamina C, además de ser ricos en potasio y antioxidantes, te mantienen protegido contra el estrés oxidativo.
— Granada. Sus granos aportan antioxidantes, vitamina C, K y folato, perfectos para mantener una piel radiante y un corazón fuerte.

— Mango. Oro tropical en tu plato, lleno de vitaminas A, C, E y ácido fólico, apoyando tu visión y tu sistema inmune.
— Papaya. Rica en vitamina C, A y E, esta fruta tropical es excelente para la digestión y el sistema inmunológico.
— Uvas (especialmente las rojas). Pequeñas pero poderosas, con resveratrol, vitamina K y B6, protegen tu corazón y salud cerebrovascular.

Verduras y hortalizas, el verdadero color de la salud

Nos ofrecen una paleta vibrante de colores que representan una gran cantidad de nutrientes para cuidar cada parte del cuerpo:

— Espinacas. Verdor profundo lleno de vitamina K, A, C, B9, hierro y calcio, perfecto para fortalecer huesos y prevenir la anemia.
— Kale (col rizada). Un superalimento repleto de vitamina K, C, A, calcio y antioxidantes que mejoran tu sistema inmunológico y huesos.
— Brócoli. El protector del cuerpo, con vitamina C, K, ácido fólico y sulforafano, conocido por sus propiedades antioxidantes.
— Pimientos rojos. Vibrantes y crujientes, cargados de vitamina C, A y B6 para proteger tus células y estimular tu sistema nervioso.
— Zanahorias. Las aliadas de la vista, llenas de betacarotenos (vitamina A), vitamina K y potasio.
— Boniato. Dulce y nutritivo, con vitaminas A, C, B6, manganeso y potasio, un alimento ideal para la piel y el sistema inmunológico.
— Ajo. Pequeño pero potente, con alicina y antioxidantes que te ayudan a combatir infecciones y mejorar la salud cardiovascular.
— Remolacha. Esta joya rojiza es rica en folato, manganeso y hierro, excelente para mantener tu circulación y energía al máximo.

Más adelante, también los germinados —como los brotes de coliflor, brócoli, alfalfa o soja— deberían convertirse en guarniciones de tus platos.

Semillas y frutos secos, tesoros de salud

Aunque son pequeños, las semillas y los frutos secos están llenos de grasas saludables, minerales y antioxidantes que nos dan energía y nos protegen:

— Semillas de chía. Con calcio, magnesio, fibra y antioxidantes para mantener tus huesos y tu digestión en perfecto estado.
— Semillas de lino (linaza). Ricas en fibra, manganeso y lignanos antioxidantes, que apoyan el corazón y reducen el colesterol.
— Almendras. Crujientes y ricas en vitamina E, magnesio y calcio, ayudan a tu piel y fortalecen tus huesos.
— Nueces. Son una excelente fuente de cobre, manganeso y antioxidantes para el cerebro y el corazón.
— Pipas de calabaza. Llenas de magnesio, zinc y hierro, perfectas para fortalecer el sistema inmunológico y mantener tus músculos sanos.
— Semillas de sésamo. Repletas de calcio, magnesio y hierro. El toque perfecto para tus comidas, dándote un impulso de energía.

Alimentos de origen animal, fuente de nutrientes esenciales

Te proporcionan nutrientes difíciles de obtener solo de las plantas. Son fuentes esenciales de proteínas, vitaminas y minerales:

— Sardinas. Pequeños pescados cargados de vitamina D, B12, calcio y selenio, todo lo que necesitas para los huesos y el corazón.
— Salmón. Rico en vitamina D, B12 y selenio; este pescado es tu mejor aliado para mantener un corazón fuerte y saludable.

— Huevos (especialmente la yema). Un paquete completo de vitaminas B12, D, A, colina y hierro, vitales para el cerebro y la energía.
— Mariscos (mejillones, ostras). Fuente de zinc, B12 y selenio, perfectos para fortalecer el sistema inmune y mejorar tu memoria.
— El pollo, la ternera y el cerdo comparten varios micronutrientes esenciales, como vitaminas del grupo B (B12, B3, B6), hierro, zinc, fósforo y selenio, que son importantes para el metabolismo energético, el sistema inmunológico y la salud ósea.

Legumbres, la energía vegetal

Son una fuente increíble de proteínas vegetales y fibra, además de proporcionarte minerales esenciales para la salud diaria:

— Lentejas, garbanzos y alubias. Repletos de hierro, folato, magnesio y antioxidantes, perfectos para mejorar la digestión y aumentar tu energía.
— Soja (tofu, edamame). Contiene hierro, calcio y potasio, son el ingrediente perfecto para mantener un corazón sano y unos huesos fuertes.

En 2024, un artículo publicado en *The Lancet Global Health* expuso un desafío alarmante: más de la mitad de la población mundial no obtiene suficientes micronutrientes esenciales. Este hallazgo resalta la importancia de comprender el rol vital que estos nutrientes tienen en la salud de las personas en todo el planeta.

El estudio, realizado en conjunto por universidades de prestigio como Harvard, identificó deficiencias en quince micronutrientes, incluyendo calcio, hierro, yodo, zinc y vitaminas como la A, B6, B12, C, D y E. Cada uno desempeña funciones primordiales para el cuerpo, desde fortalecer el sistema inmunológico y mejorar la salud de la piel y los huesos hasta apoyar funciones cerebrales y regular el metabolismo. Por ejemplo, el yodo es fundamental para la función tiroidea y el crecimiento, sin embargo, el estudio reveló que un 68 % no se consumía lo suficiente. Asimismo, un 65 % de las personas tenía una ingesta insuficiente de hierro, lo que puede causar anemia y afectar la energía y la concentración.

El estudio también señaló que las deficiencias variaban entre hombres y mujeres, afectando de forma diferente su salud y bienestar. Las mujeres tendían a presentar carencias en hierro y selenio, importantes para el embarazo y el desarrollo, mientras que los hombres tenían mayores faltas de calcio y vitaminas B y C, cruciales para la salud ósea y la función inmunológica. Esto dio como resultado una visión profunda y clara de la magnitud del problema. La solución requería un esfuerzo global que incluyera la educación sobre dietas equilibradas, acceso a alimentos ricos en micronutrientes y políticas públicas que mejoraran la disponibilidad de alimentos frescos y ricos en nutrientes.

El mensaje de este estudio era claro: aunque los macronutrientes —carbohidratos, proteínas y grasas— son importantes, sin una ingesta adecuada de micronutrientes es imposible alcanzar una salud óptima.

Los micronutrientes son las pequeñas piezas que mantienen en funcionamiento los sistemas internos del cuerpo y la clave para vivir una vida sana y plena.

Pedro y la magia de la fruta fresca

Pedro, un niño de ocho años, vino derivado por su pediatra porque cada invierno se enfermaba constantemente: gripe, bronquitis y gastroenteritis. Sus padres le daban jarabes para las defensas y comprimidos de vitamina C, pero él casi no comía frutas. A pesar de los suplementos, seguía encadenando enfermedades y sus defensas parecían no mejorar.

Decidimos probar algo diferente: le sugerí a su familia que Pedro comenzara a comer fruta fresca todos los días, comenzando en forma de ensaladas para que le resultaran más atractivas. Así fue como descubrió su favorita: espinacas con naranja y mango o escarola con granada. Al incluir estas frutas en su dieta diariamente, Pedro empezó a ponerse menos enfermo y a sentirse mucho mejor, sin necesidad de depender de jarabes ni comprimidos.

Ningún suplemento puede igualar el poder de los alimentos frescos. Las frutas, además de vitamina C, contienen un conjunto de nutrientes y compuestos que trabajan juntos en perfecta armonía.

Una naranja contiene más de ciento siete sustancias protectoras, entre las que se incluyen flavonoides, carotenoides, ácidos orgánicos, vitaminas y compuestos fenólicos. Estos compuestos trabajan en conjunto para ofrecer propiedades antioxidantes, antiinflamatorias y protectoras para la salud. Un equilibrio que los suplementos no pueden replicar. Una de las claves es aprovechar los nutrientes de alimentos frescos y naturales para mantenernos fuertes y saludables.

2

La matriz alimentaria. La unión hace la fuerza

El todo es más que la suma de sus partes.

Aristóteles

Imagina un cohete a punto de despegar. No es solo un motor ni un componente específico lo que lo impulsa a romper la atmósfera. Es la combinación perfecta de todas sus piezas trabajando en conjunto lo que genera la fuerza imparable que lo lanza al espacio. Así funciona nuestra alimentación.

Cuando hablamos de nutrición, solemos enfocarnos en un solo nutriente o un alimento en particular, pero la verdadera clave está en la matriz alimentaria. Los alimentos no son simplemente la suma de sus partes. Es el poder del todo, la interacción entre los diferentes nutrientes y no nutrientes que conforman los alimentos, y que al ingerirlos nos pone en marcha y nos mantiene en equilibrio.

Comer de forma saludable no significa solo añadir proteínas, carbohidratos o vitaminas de manera aislada, sino entender que es la sinergia entre ellos lo que te hace sentirte vital, sano, como ese cohete a punto de despegar hacia la mejor versión de ti mismo.

Es momento de hablar de la alimentación como un conjunto, un sistema en el que cada pieza tiene su lugar, y entender que no es un solo nutriente, también la combinación de todos ellos lo que nos lleva a alcanzar nuestro máximo potencial.

El grano de cacao

Piensa en un grano de cacao. En su forma más natural, este pequeño tesoro está lleno de nutrientes que trabajan en perfecta armonía: antioxidantes, minerales como el magnesio, grasas saludables y fibras, todos encapsulados en una estructura única. Esta matriz alimentaria es lo que permite que el grano de cacao nos ofrezca sus beneficios de forma óptima.

Ahora, traslademos este grano al proceso industrial para convertirlo en una tableta de chocolate. Si respetamos su estructura natural, manteniendo el cacao puro y añadiendo ingredientes mínimos y saludables, podemos obtener una tableta que conserva su esencia: un chocolate amargo, rico en antioxidantes, que mejora nuestra salud cardiovascular y nos da energía. Pero ¿qué pasa cuando esta estructura se altera? Un ejemplo claro es cuando al cacao, en lugar de respetar su matriz natural, se le añade aceite de palma, un ingrediente industrialmente barato y común en muchos productos procesados. Este aceite, altamente refinado y cargado de grasas saturadas, junto con grandes cantidades de azúcar refinado y otros aditivos, transforma lo que podría haber sido un alimento saludable en uno que aumenta el riesgo de enfermedades metabólicas, inflamación y acumulación de grasa corporal. Cuando el cacao se procesa de esta manera, su estructura y los beneficios que nos ofrecía en su forma natural se ven comprometidos. El resultado: una tableta de chocolate que, lejos de darnos energía y bienestar, puede contribuir a problemas de salud a largo plazo.

Este es el poder y la fragilidad de la matriz alimentaria: cuando respetamos la estructura natural de los alimentos, logramos lo mejor de ellos. Pero si la modificamos de manera incorrecta, como añadiendo aceite de palma y azúcares en exceso, corremos el riesgo de perder los beneficios que nos ofrecen. En el caso del cacao, la diferencia entre un chocolate que nos impulsa como un cohete y uno que nos frena radica en cómo tratamos su matriz.

La leche y el yogur

La leche, en su estado natural, es un alimento complejo y nutritivo. Su matriz alimentaria incluye proteínas, grasas, vitaminas, minerales como el calcio, y carbohidratos en forma de lactosa. Todos estos nutrientes trabajan en conjunto, interactuando entre sí para ofrecer beneficios al organismo. No es un solo nutriente el que marca la diferencia, es la sinergia entre ellos lo que define su impacto en nuestra salud. Sin embargo, para algunas personas, la lactosa puede ser difícil de digerir, lo que reduce la capacidad de aprovechar al máximo los beneficios de este conjunto.

Ahora veamos qué ocurre cuando la leche se transforma en yogur a través de un proceso de fermentación. Aquí, su matriz alimentaria se modifica de manera positiva. Durante este proceso, bacterias beneficiosas descomponen la lactosa, facilitando su digestión y manteniendo la interacción de los nutrientes en equilibrio. Además, se generan nuevos compuestos bioactivos que mejoran el valor nutricional del yogur. Esta transformación no solo cambia la composición, también hace que los nutrientes trabajen de modo más eficiente en el organismo.

Lo más fascinante es cómo esta interacción mejorada beneficia nuestra microbiota intestinal, esa vasta galaxia interna compuesta por billones de microorganismos, tantas como las estrellas en la Vía Láctea. Estos pequeños habitantes, invisibles pero esenciales, trabajan en armonía con los nutrientes del yogur, protegiendo nuestra salud, mejorando la digestión y equilibrando el sistema inmunológico. Consumir yogur aporta nutrientes individuales y, además, activa un proceso en el que la interacción entre ellos optimiza la salud intestinal.

Así, la transformación de la leche en yogur no es solo una alteración nutricional, sino una mejora significativa en términos de digestibilidad y beneficios para la microbiota. Este es un ejemplo perfecto de cómo un alimento puede mejorar cuando se procesa de manera adecuada, respetando y potenciando la matriz alimentaria y la interacción entre sus nutrientes, para promover el bienestar integral.

El poder del todo

Nuestro bienestar no depende únicamente de lo que comemos, también de cómo lo comemos y bebemos, de lo que entrenamos y nos movemos, de lo que pensamos, del aire que respiramos y hasta de la hora en que hacemos todas estas cosas. Cada uno de estos elementos está profundamente entrelazado, formando una red compleja que nos permite alcanzar nuestros objetivos de energía, salud y rendimiento. Podríamos llamar a esto la «matriz del estilo de vida», un sistema en el que cada componente juega un papel esencial.

Comer no es solo ingerir nutrientes; es el acto de cómo lo hacemos, si disfrutamos de cada bocado, si lo hacemos en calma o en estrés. Entrenar no es solo moverse, sino moverse de manera consciente, sintiendo el cuerpo, respetando sus ritmos. Y lo que pensamos influye en cómo nos sentimos físicamente. Incluso el aire que respiramos y el momento del día en que lo hacemos tienen su propio impacto en esta matriz. Todo está conectado, y es esa interacción lo que nos permite florecer y sentirnos plenos.

Pero lo más fascinante de todo esto es que no solo se trata de lo que hacemos hoy. La matriz de nuestro estilo de vida también incluye las huellas de nuestros ancestros. La forma en que vivieron nuestros padres, abuelos y bisabuelos, lo que comieron, cómo se movieron y hasta las emociones que experimentaron dejaron una marca en nuestro código genético. Aquí es donde entra en juego la epigenética, un campo apasionante que exploraremos más adelante. Nos revela cómo esos factores del pasado han moldeado nuestra salud actual y cómo lo que hacemos hoy influirá en las futuras generaciones.

Este enfoque integral y dinámico del estilo de vida nos invita a mirar más allá de los hábitos aislados. Es el poder del todo, de cada acción y elección, el que nos permite alcanzar la mejor versión de nosotros mismos. ¡Y créeme, te encantará descubrir cómo todo está relacionado!

3

Epigenética, el legado del estilo de vida

Enciende tus genes buenos

Nunca olvidaré la primera vez que un profesor me habló de epigenética en la universidad. Con un tono solemne y la mirada fija en nosotros, dijo algo que quedó grabado en mi memoria:

—La epigenética es un campo aún en pañales, pero pronto despertará muchas conciencias. No solo va a ser una herramienta poderosa para comprender el impacto del estilo de vida en la salud y calidad de vida, sino que debería convertirse en una gran herramienta para vuestras consultas y pacientes, ya que nos hace conscientes de que nuestras elecciones pueden influir en la salud de nuestros hijos, nietos y bisnietos.

Estas palabras me hicieron reflexionar, y desde entonces, el concepto de epigenética me ha fascinado.

Para entender la epigenética, primero debemos diferenciar entre nuestros genes y nuestra herencia genética. La herencia genética es la base que recibimos de nuestros padres, el «libro» de ADN que contiene toda la información sobre nuestras características innatas. Este libro no puede ser cambiado: es una estructura inamovible, como un plano de construcción que no se puede alterar. Sin embargo, lo que sí podemos influenciar es cómo se expresan esos genes, y aquí es donde entra la epigenética. Actúa como el marcador que decide qué partes de ese «libro» se despiertan y cuáles permanecen en silencio, según las decisiones de vida que tomamos y el entorno que nos rodea.

Un ejemplo impactante de cómo funciona la epigenética ocurrió durante la Segunda Guerra Mundial, en el momento más oscuro para millones de familias judías. Estudios recientes han encontrado que las vivencias de hambre y estrés extremo que experimentaron esas personas afectaron su propia salud y dejaron «marcas epigenéticas» que luego aparecieron en sus descendientes, generaciones después. Como si el sufrimiento de aquellos años hubiera quedado guardado en los genes, preparado para influir en la vida de hijos y nietos. Increíble, pero cierto, y ahora respaldado por esta nueva ciencia.

En investigaciones con ratones se descubrió que las madres que cuidaban a sus crías de forma afectuosa, lamiéndolas y acurrucándolas con frecuencia, les transmitían epigenéticamente una resistencia al estrés y una tendencia a una vida más tranquila y equilibrada. Este comportamiento de cariño y atención durante la primera etapa de vida no solo impactaba positivamente en ellos, también afectaba a las siguientes generaciones. Los hijos de estas crías, aun cuando no habían recibido el mismo contacto de sus propias madres, mantenían esa resiliencia al estrés y una conducta más tranquila, como si la herencia del afecto y el cuidado se «grabaran» en su expresión genética.

En los seres humanos existen estudios que muestran efectos similares. Por ejemplo, las madres que pueden brindar un ambiente emocionalmente seguro y lleno de amor a sus hijos ayudan a que esos niños desarrollen una mayor resistencia emocional. Aunque se trata de un efecto epigenético más sutil, puede influir en la expresión de genes relacionados con el manejo del estrés y la salud mental, transmitiendo así una herencia emocional positiva. Es como si el amor y el cuidado profundo de una generación dejaran una huella en las siguientes, dándoles una base de resiliencia y bienestar psicológico que se extiende más allá de las experiencias individuales.

La epigenética recuerda un poco a lo que vimos en la famosa película *Parque Jurásico*. Los científicos modifican genéticamente a los dinosaurios para que sean todos hembras, alterando su ADN para intentar controlar la reproducción. Para lograrlo, combinan el ADN de dinosaurios con el de ranas, lo que resulta en un cambio permanente en su estructura genética. Sin embargo, la adaptación de estos dinosaurios demuestra que el ambiente puede «despertar» ciertas características no previstas: el ADN de rana introduce la capacidad de cambiar de sexo, una característica que se activa cuando el entorno lo requiere. Esta situación contrasta con la epigenética, que no cambia el ADN en sí, sino que influye en cómo los genes se expresan. La epigenética actúa como un interruptor que enciende o apaga genes sin modificar la secuencia genética original, respondiendo a factores como el entorno, la alimentación o el estilo de vida. Mientras que en la modificación genética los cambios son permanentes y afectan la estructura del ADN, la epigenética se basa en «marcas» reversibles que responden a las condiciones y que incluso pueden transmitirse a futuras generaciones. Nacemos con un libro abierto a ser modificado tantas veces como queramos.

En el mundo de la nutrición, nuestras decisiones afectan si queremos «despertar» genes protectores o aquellos más sensibles a enfermedades. Y a diferencia de la idea común de que la genética es un destino inamovible, la realidad es que tenemos el poder de influir en ella.

Aunque heredes genes predispuestos a ciertas condiciones, tus hábitos, desde la alimentación hasta el ejercicio y el descanso, tienen una fuerza inmensa para decidir cómo esos genes se expresan.

El entorno en el que vivimos y el aire que respiramos también dejan su huella en nuestra salud y en la de nuestras futuras generaciones. En las llamadas zonas azules —lugares del mundo donde las personas suelen vivir más de cien años con buena salud—, el aire limpio, el contacto constante con la naturaleza y la vida en comunidad forman parte fundamental de sus vidas. Un ejemplo es la isla de Okinawa, en Japón. Allí, el aire limpio y el estilo de vida en armonía con el entorno parecen activar genes que favorecen la longevidad, la salud cardiovascular y una menor incidencia de enfermedades crónicas. Estos beneficios impactan a las personas que viven allí y se transmiten a sus descendientes, como si el ambiente saludable «programara» el cuerpo para la vida plena. En estas comunidades, el aire fresco y la cercanía a la naturaleza pasan de ser simples condiciones ambientales para convertirse en un legado de salud y bienestar.

Al igual que escribo este libro con ilusión, tenemos el poder de escribir la historia de nuestra propia vida gracias a la epigenética. De nuestros padres heredamos solo el primer esbozo de ese libro, pero nuestras decisiones y estilo de vida son los que realmente dan forma a cada capítulo. La genética puede ser el guion original, pero el estilo de vida y los hábitos son los verdaderos directores de la película de nuestra vida, y podemos dirigirla hacia la salud y el bienestar.

Detección y acción, un ejemplo preventivo

Imagina que a través de las marcas epigenéticas podemos anticiparnos a una enfermedad antes de que aparezca, como si pudiéramos ver una alerta en el cuerpo mucho antes de que ocurra un problema. Un buen ejemplo de esto es el cáncer de colon. Se ha descubierto que ciertos hábitos alimenticios y de vida pueden dejar marcas epigenéticas en los genes que aumentan o reducen el riesgo de desarrollar esta enfermedad.

En el caso del cáncer de colon, los científicos han encontrado que algunos genes que normalmente nos protegen del crecimiento anormal de células pueden ser «apagados» por una marca epigenética llamada metilación. Este proceso, que normalmente ayuda a controlar la actividad de los genes, puede ser alterado por factores como la dieta, lo que puede predisponernos al cáncer. Por ejemplo, una alimentación rica en carnes rojas procesadas y grasas saturadas puede dejar estas marcas epigenéticas que silencian los genes protectores. Si estos genes quedan inactivos, el cuerpo se vuelve más vulnerable a que ciertas células crezcan de manera descontrolada y formen tumores en el colon. Lo preocupante es que este cambio no se siente ni se ve de inmediato, pero está ahí, preparando el terreno para que la enfermedad aparezca en el futuro.

Lo fascinante es que ahora se pueden detectar estas marcas epigenéticas antes de que el cáncer se desarrolle. Con pruebas avanzadas, los médicos examinan muestras del colon o incluso de las heces para identificar si estos genes protectores han sido «apagados». Si detectan estas marcas a tiempo, actúan antes de que la enfermedad tenga la oportunidad de aparecer.

Y aquí es donde la nutrición tiene un papel crucial. Sabemos que algunos alimentos pueden influir positivamente en esas marcas epigenéticas. Alimentos como las frutas, las verduras —especialmente las crucíferas como el brócoli—, los cereales integrales y las legumbres contienen compuestos que pueden ayudar a «despertar» los genes protectores, revirtiendo algunas de esas marcas epigenéticas dañinas. Estos alimentos son ricos en fibra, antioxidantes y fitoquímicos que actúan como protectores naturales para los genes.

Por otro lado, se ha visto que reducir el consumo de carnes procesadas y alimentos ultraprocesados, que pueden dejar marcas epigenéticas negativas, es clave para mantener esos genes de defensa activos. Incluso se están desarrollando tratamientos que podrían revertir estas marcas perjudiciales, pero lo increíble es que la alimentación por sí sola ya tiene un poder inmenso para actuar sobre el epigenoma.

No quiero dejar de hablarte de los nutrientes epigenéticos, compuestos presentes en alimentos que influyen directamente en las marcas epigenéticas de nuestro libro genético, ayudando a escribir o borrar instrucciones sobre cómo deben expresarse nuestros genes. Un ejemplo claro de esto es el té verde, que contiene una sustancia llamada epigalocatequina galato (EGCG). Este compuesto tiene efectos epigenéticos al influir en la metilación del ADN, un proceso que regula si ciertos genes protectores se activan o silencian. Así, el consumo de té verde puede promover la expresión de genes que ayudan a combatir el daño celular, lo que contribuye a la prevención de enfermedades crónicas.

Otro gran ejemplo es la granada, que contiene antioxidantes y fotoquímicos. Los polifenoles de la granada ayudan a reducir el estrés oxidativo y a mantener el equilibrio en las marcas epigenéticas que protegen las células del envejecimiento y de la inflamación.

Así, la epigenética nos da una gran ventaja: podemos detectar cambios en los genes mucho antes de que se conviertan en una enfermedad grave y, al mismo tiempo, tomar el control a través de la alimentación, dándole al cuerpo los nutrientes que necesita para protegerse genéticamente. La epigenética es como tener una tierra fértil bajo tu cuidado, un terreno lleno de potencial donde puedes sembrar y cultivar lo que desees. Esa tierra, sin embargo, no parte de cero: ya fue cuidada, para bien o para mal, por tus padres, abuelos y bisabuelos. Ellos dejaron su huella en su estado actual, pero lo maravilloso es que, aunque el terreno esté en mejor o peor estado, el mañana está en tus manos. Imagina que tu cuerpo es ese suelo, y tus hábitos de vida, como la alimentación, el ejercicio, el descanso y la gestión del estrés, son las semillas y el agua que decides darle. Si cuidas bien de esa tierra, podrás crear un ecosistema en equilibrio: lleno de vida, colores, salud y energía, donde cada planta y organismo colabora para mantener la armonía. Sin embargo, si descuidas tu terreno y lo llenas de «semillas malas» como el sedentarismo, el estrés constante o una dieta pobre, esa tierra fértil se convertirá en un paisaje árido y desequilibrado. La epigenética despierta tu capacidad de influir en lo que crece en tu cuerpo porque, aunque no puedas cambiar tus genes, sí puedes decidir qué señales les das. ¿Qué quieres que florezca en tu terreno? Tú eliges si quieres un bosque lleno de vitalidad o un desierto que lucha por sobrevivir. La decisión está en las elecciones que haces cada día.

Una vez aprendido esto, ya estás preparado para comenzar a reescribir el libro de tu vida, ayudando a quienes más quieres a hacerlo a tu lado. Y lo mejor de todo, podrás ofrecer a tus próximas generaciones unas marcas epigenéticas llenas de salud y bienestar. Qué mejor herencia y qué regalo más bonito. Es esperanzador pensar que tu salud depende casi siempre mucho más de cómo te relaciones con el mundo que de tu código genético impuesto.

4

Cambia el chip. Falsos mitos de la alimentación

La relación entre la alimentación y la salud ha sido objeto de estudio y debate durante décadas. En la era de la información, donde las redes sociales permiten la difusión masiva e instantánea de contenido, las ideas sobre nutrición y salud circulan a gran velocidad. Esta facilidad para compartir noticias ha dado lugar a una paradoja: por un lado, tenemos un acceso sin precedentes a investigaciones y consejos de salud, y por el otro, estamos más expuestos que nunca a afirmaciones sin fundamento, distorsionadas o simplemente falsas.

Sin embargo, en medio de la vasta cantidad de información disponible, también hay una proliferación de declaraciones no fundamentadas, falsas o engañosas sobre ciertos alimentos o patrones dietéticos que supuestamente ofrecen beneficios milagrosos para la salud o previenen enfermedades. Estos bulos pueden provenir de diversas fuentes, como las redes sociales, los medios de comunicación, la publicidad, las modas dietéticas y la tradición cultural, y a menudo carecen de respaldo científico sólido. Cabeceras de programas de televisión y titulares de prensa se llenan en ocasiones de testimonios exagerados basados en estudios científicos

Algunos de estos mitos, aunque carecen de evidencia científica, se repiten y comparten con tanta frecuencia que llegan a parecer verdades absolutas. Desde consejos sobre *detox* milagrosos hasta dietas extremas que prometen resultados rápidos. Pero en la búsqueda de la salud no existen atajos: los resultados vienen de la ciencia, la constancia, el aprendizaje, la voluntad y una dosis diaria de motivación. La repetición constante de estos mensajes en plataformas de alto impacto puede llevar a que una idea infundada se convierta en una «verdad» ampliamente aceptada, afectando negativamente la salud de quienes la siguen.

El caso de los torreznos «más saludables que las espinacas» es una historia que mezcla humor, incredulidad y una gran lección sobre el poder de la desinformación. Todo comenzó con un supuesto estudio respaldado por una universidad extranjera que afirmaba que los torreznos eran más beneficiosos para la salud que las espinacas. La noticia explotó en titulares, *influencers* comenzaron a compartirla, y hasta algunos médicos llegaron a mencionarla en redes y entrevistas como si fuera una verdad científica.

El tema llegó tan lejos que me invitaron a un famoso programa de televisión en horario de máxima audiencia para hablar del tema. Mientras repasábamos los puntos clave minutos antes de salir al aire, apoyado por colegas de la profesión que me acompañaban, nos dimos cuenta de un detalle impactante: no es que el estudio estuviera mal realizado o interpretado, es que no existía. A pesar de la amplia difusión y de la aparente credibilidad de la noticia, el supuesto respaldo científico era completamente ficticio. Aun así, ya era demasiado tarde. Los titulares habían corrido como la pólvora, y el público ya estaba convencido. Durante la emisión en directo mi tarea no solo fue desmentir el mito, también intentar devolver el foco a la importancia de verificar las fuentes y no dejarnos llevar por las apariencias.

A veces, incluso los estudios científicos reales, pero mal diseñados o con poca relevancia, pueden acabar convertidos en «verdades» que no se sostienen. Esto ocurre porque en muchas ocasiones se confunde correlación con causalidad. Es decir, que dos cosas sucedan al mismo tiempo no significa que una sea la causa de la otra.

Un ejemplo clásico, pero gracioso: en algunos meses del año aumenta tanto el consumo de helados como los ataques de tiburones. ¿Significa esto que comer helado atrae tiburones? Por supuesto que no. Ambos fenómenos coinciden porque en verano la gente va más a la playa, lo que aumenta las probabilidades de ambos eventos. Pero no tienen relación causal.

Este caso de los torreznos, junto con otros ejemplos absurdos, demuestra que los titulares sensacionalistas, las malas interpretaciones y los estudios mal hechos pueden llevarnos a creer cosas que no tienen base científica real. La lección: desconfiar de las afirmaciones llamativas y, sobre todo, cuestionar siempre lo que leemos o escuchamos, incluso cuando viene envuelto en apariencia de ciencia.

El objetivo de este capítulo es desmitificar algunas de las creencias más comunes en el ámbito de la nutrición, separando los hechos respaldados por evidencia científica de las ficciones que, aunque populares, pueden ser perjudiciales. Exploraremos cómo ciertas ideas erróneas se han afianzado en la sociedad y cómo pueden llegar a afectar la salud física y mental de las personas.

El gluten es el villano

Muchas personas creen que eliminar el gluten es beneficioso para todos, cuando realmente solo es necesario para quienes tienen enfermedad celíaca o sensibilidad al gluten. ¿El gluten te está mirando mal desde tu plato de pasta? ¡Pues tranquilo, que no es tan malo como lo pintan!

Este pobre y conocido componente del trigo, la cebada y el centeno se ha convertido en el enemigo número uno de la alimentación moderna... pero ¿merece realmente esa fama? Desterremos algunas creencias equivocadas.

¿Inflamación? ¡No para todos!

La realidad es que el gluten no causa inflamación en la mayoría de las personas. Solo aquellos que tienen una condición llamada enfermedad celíaca —una respuesta autoinmune que afecta al

1 % de la población— deben evitarlo estrictamente. Para el resto de nosotros, el gluten pasa desapercibido y es bien tolerado. Estudios recientes demuestran que en personas sin enfermedad celíaca, el gluten no causa inflamación ni problemas inmunológicos. Así que, si no tienes celiaquía, no hay razón para huir de él como si fuera el malo de la película.

Intolerancia al gluten, ¡no existe! Sensibilidad, sí

¡Ojo con esto! La llamada intolerancia al gluten no existe realmente como diagnóstico médico. Existe algo llamado sensibilidad al gluten no celíaca (SGNC), que afecta a una pequeña porción de la población. Estas personas experimentan malestar digestivo o síntomas al consumir gluten, aunque sin la reacción autoinmune de la celiaquía. Ahora bien, incluso en estos casos, el gluten no siempre es el verdadero culpable. Se sugiere que otras moléculas presentes en el trigo, como los famosos FODMAP —carbohidratos de cadena corta y difícil digestión que pueden causar síntomas digestivos como hinchazón y dolor abdominal en personas sensibles, y que se encuentran en alimentos como trigo, lácteos, ciertas frutas y algunos edulcorantes— podrían estar detrás de muchos de estos síntomas. Por lo que muchas veces ¡no es el gluten quien está causando los problemas!

¿El poder de la mente? El efecto nocebo en acción

¿Sabías que solo pensar que algo nos sienta mal puede hacer que nos sintamos mal de verdad? Bienvenidos al efecto nocebo, que ocurre cuando una persona experimenta síntomas negativos no porque haya ingerido una sustancia dañina, sino porque cree que esa sustancia es perjudicial. En el caso del gluten, estudios han observado que algunas personas que piensan que están consumiéndolo reportan síntomas como hinchazón, dolor abdominal o cansancio, incluso si en realidad no lo han ingerido. Esto sugiere que la expectativa negativa o la asociación mental con el gluten pueden desencadenar síntomas, independientemente de su presencia real en los alimentos.

Este fenómeno no significa que todas las molestias relacionadas con el gluten sean imaginarias, pero sí nos recuerda lo poderosa que puede ser la mente en la percepción de los síntomas. Por eso, antes de eliminar el gluten de la dieta, es fundamental buscar una evaluación adecuada para determinar si los síntomas tienen una base médica real o si están influenciados por factores psicológicos. Caer en el efecto nocebo no solo nos lleva a restricciones alimentarias innecesarias, también complica nuestra relación con la comida.

En un mundo donde el gluten ha pasado de ser un alimento básico a un enemigo invisible para muchos, es importante cuestionar las creencias populares y basar nuestras decisiones alimentarias en evidencia real y no en mitos o modas.

La clave está en entender al cuerpo y en aprender a distinguir entre lo que realmente te afecta y lo que solo crees que lo hace.

Seguir una dieta sin gluten sin necesitarlo: ¿buena idea?

Aunque la dieta sin gluten esté de moda y parezca más sana, en realidad podría tener efectos negativos si no tienes una razón médica para seguirla. Los cereales que contienen gluten también aportan nutrientes importantes, como fibra y vitaminas del grupo B, que se ven reducidos si los eliminamos de la dieta sin necesidad. Quitar el gluten sin razón médica puede incluso perjudicar la salud intestinal y reducir la variedad de nutrientes que consumimos. Por tanto, si tu cuerpo tolera bien el gluten, ¡no lo saques de tu vida sin motivo!

Para que quede claro: organismos como la Organización Mundial de la Salud (OMS) no recomiendan una dieta sin gluten para la población general. Solo las personas con enfermedad celíaca o sensibilidad real al gluten deben evitarlo. Por tanto, no te dejes llevar por el miedo infundado; el gluten no es un enemigo para la mayoría de nosotros.

En pacientes con fibromialgia, algunos estudios sugieren que una dieta sin gluten podría aliviar los síntomas, incluso sin diagnóstico de celiaquía, probablemente debido a una posible sensibilidad al gluten no celíaca. En el caso de la tiroiditis de Hashimoto, aunque se ha propuesto que el gluten podría influir en la autoinmunidad, la evidencia no es concluyente y no se recomienda eliminarlo sin un diagnóstico claro. Cada caso debe abordarse de forma personalizada.

Conclusión: el gluten no es «malo» para todos y suprimirlo de la dieta sin una razón médica no es necesario ni saludable. La «intolerancia al gluten» como tal no existe; es más bien una sensibilidad específica que afecta a un pequeño grupo de personas. Para el resto, el gluten es tan inofensivo como tu rebanada de pan integral favorita. ¡De modo que, si tu cuerpo no te da problemas con el gluten, sigue disfrutando de tus alimentos favoritos sin culpa! Eso sí, en este libro aprenderás la importancia, seas o no celiaco, de elegir cereales integrales y de calidad.

Huevos y colesterol: ¿realmente necesitas preocuparte?

El huevo es un alimento excepcional, cargado de nutrientes esenciales y con una historia fascinante que ha pasado de la demonización al reconocimiento. En 1984, la revista *Time* publicó una portada con el título: «Colesterol. Y ahora, las malas noticias…», en la que se mostraban dos huevos fritos y una tira de tocino formando una cara triste. Este artículo contribuyó enormemente a la percepción negativa sobre el consumo de huevos, asociándolos con altos niveles de colesterol y un mayor riesgo de enfermedades cardiovasculares. Sin embargo, investigaciones posteriores demostraron que el consumo moderado de huevos no estaba directamente relacionado con un aumento significativo del colesterol en sangre ni con un mayor riesgo cardiovascular en personas sanas. Tanto es así que en 1999 *Time* rectificó con otra portada: «Colesterol… Y ahora, las buenas noticias», reconociendo que la ingesta de huevos no debía considerarse peligrosa para la salud humana.

Hoy sabemos que el colesterol dietético del huevo tiene un impacto mínimo en los niveles de colesterol en sangre, mucho menor que el de las grasas saturadas y trans de ultraprocesados y bollería industrial. Y esto es solo el comienzo: la clara del huevo, con su valor biológico top de 100, es una referencia en cuanto a calidad proteica. Contiene todos los aminoácidos esenciales que el cuerpo necesita en proporciones óptimas, siendo ideal para el desarrollo muscular, la reparación de tejidos y la saciedad. Por otro lado, la yema es una auténtica joya nutricional, repleta de antioxidantes como la luteína y la zeaxantina, beneficiosas para la vista, y vitaminas liposolubles —A, D, E y K—, junto con grasas saludables que equilibran su contenido en colesterol.

Ante la pregunta que tantas veces escucho: ¿cuántos huevos puedo comer a la semana?, sería más lógico cuestionarnos cuántos embutidos, ultraprocesados o galletas deberíamos consumir. La respuesta es clara: los huevos son una opción mucho más natural, nutritiva y beneficiosa. Según estudios recientes, una persona saludable puede consumir hasta siete huevos a la semana sin riesgos. En algunos casos, incluso un huevo al día se asocia con beneficios cardiovasculares como una menor incidencia de enfermedades del corazón.

Por supuesto, la calidad del huevo también importa. Las gallinas criadas con una dieta rica y variada, especialmente en sistemas ecológicos o camperos, producen huevos con más vitamina E y omega-3. En contraste, la producción intensiva, con gallinas enjauladas, afecta el bienestar animal y puede aumentar el riesgo de contaminación por bacterias como la salmonela.

No podemos dejar de hablar de la colina cuando hablamos de huevos. Yo me lo imagino así: como si el cuerpo humano fuera una gran orquesta sinfónica. Cada sección tiene un papel fundamental: las cuerdas marcan la armonía, los metales aportan potencia y los instrumentos de viento dan matices sutiles. Ahora bien, para que la música fluya con perfección, es necesario un director de orquesta que coordine todos los elementos. En el mundo de la biología, la metilación del ADN cumple este rol, ajustando la expresión de los genes para que funcionen en sincronía. Y aquí es donde entra en escena la colina presente en los huevos, como un músico clave que mantiene la partitura en orden. Sin suficiente colina, algunas notas pueden desafinar y la melodía de la salud puede desentonar. Pero no basta con que un solo músico toque bien; la orquesta completa debe estar equilibrada. De la misma manera, la dieta en su conjunto es lo que determina el impacto final en la salud. Si los huevos se integran en un patrón alimentario rico en vegetales, fibra y grasas saludables, su efecto es positivo, ayudando a la regulación epigenética y al bienestar cardiovascular. En cambio, si se combinan con un exceso de ultraprocesados, embutidos y grasas saturadas, la melodía puede volverse caótica, favoreciendo la inflamación y el desequilibrio metabólico. Así, no se trata solo de comer huevos o no, sino de qué más está en el plato y cómo cada alimento contribuye a la sinfonía de la salud.

En resumen: el huevo es un alimento versátil y nutritivo que merece un lugar en tu dieta semanal si entra dentro de tu tipo de alimentación. Es una alternativa mucho más saludable y natural frente a los ultraprocesados que inundan nuestras mesas. De manera que la próxima vez que alguien pregunte cuántos huevos puede comer, la mejor respuesta sería: menos carne roja, mucho menos carne procesada, más huevos… y si son ecológicos o camperos, mucho mejor. ¡Échale huevos a tu dieta!

Beber zumo es igual que comer fruta, ¿o no?

La respuesta es sencilla: no lo es. Aunque parezcan lo mismo, un vaso de zumo de naranja y una naranja entera son mundos completamente diferentes. Imagina esto: si exprimes tres o cuatro naranjas medianas —doscientos gramos cada una— para hacer un vaso de zumo natural terminas con sesenta gramos de azúcar, el equivalente a seis sobres de diez gramos cada uno, y doscientas cuarenta kilocalorías. Pero en el proceso has dejado atrás algo esencial: la fibra y muchos de los beneficios que hacen de la fruta entera una aliada para tu salud.

Cuando eliminamos la pulpa de la fruta, como ocurre al exprimirla, nos estamos perdiendo más que fibra. En esa pulpa y en las paredes celulares de la fruta residen compuestos antioxidantes, flavonoides y polifenoles que juegan un papel crucial en la protección del colon y en nuestra salud en general. Estos compuestos tienen propiedades antiinflamatorias y ayudan a crear un ambiente favorable en el intestino, alimentando a las bacterias beneficiosas de la microbiota. Estas bacterias a su vez producen ácidos grasos de cadena corta que protegen el colon, fortalecen la barrera intestinal y reducen el riesgo de enfermedades inflamatorias.

El problema del zumo radica en que, al eliminar la fibra, el azúcar —principalmente fructosa— entra rápidamente en el torrente sanguíneo, generando picos de glucosa similares a los que provocan bebidas azucaradas industriales. De hecho, una lata de refresco de cola normal —trescientos treinta mililitros— tiene ciento treinta y cinco kilocalorías y treinta y cinco gramos de azúcar, casi la mitad que un vaso de zumo natural. Aunque el zumo aporta algo de vitamina C y antioxidantes, sin la fibra se comporta más como una de esas bebidas demonizadas que como un alimento saludable. Aquí viene una reflexión clave: si no puedes comerte tres o cuatro naranjas seguidas, tampoco deberías exprimirlas para beberlas en segundos.

La fibra de la fruta actúa como un freno natural, ralentizando la absorción del azúcar y proporcionando saciedad. Además, favorece una digestión saludable y contribuye a la protección de tu colon, alimentando las bacterias buenas que lo mantienen en equilibrio.

En consulta suelo explicar esto con un ejemplo: comer fruta entera es como invertir en tu salud a largo plazo, disfrutando de cada bocado como una experiencia completa. Beber zumo, por otro lado, es como gastar todo tu presupuesto de azúcar en un instante, sin obtener los beneficios completos.

Grábatelo a fuego

La próxima vez que pienses en exprimir tu fruta, mejor cómela a mordiscos o bátela sin colar, conservando toda su pulpa y fibra.

La lactosa, la gran culpable

La lactosa, ese azúcar natural de la leche, ha pasado de ser un nutriente básico a convertirse en el chivo expiatorio de muchos malestares digestivos. Con esta percepción, los productos sin lactosa han conquistado los supermercados, con ventas millonarias y precios que fácilmente duplican los de la leche normal. Un litro de leche sin lactosa puede costar el doble que su versión con lactosa, alimentando un mercado que no siempre está respaldado por una necesidad real.

¿Es la intolerancia para siempre?

Antes de tachar a la lactosa como el gran culpable, debemos entender algo fundamental: la intolerancia a la lactosa no siempre es permanente. Muchas veces es transitoria, provocada por infecciones intestinales, cirugías o enfermedades como la celiaquía, que dañan temporalmente las células del intestino encargadas de producir lactasa, la enzima que descompone la lactosa. Cuando el intestino se recupera, la producción de lactasa puede normalizarse, y con ella, la tolerancia a los lácteos.

La leche: ni imprescindible ni insustituible

Es cierto, ni la leche ni los lácteos son imprescindibles en nuestra dieta. No consumirlos no nos hace menos saludables si obtenemos sus nutrientes de otras fuentes. Sin embargo, para quienes los toleran, son una opción nutritiva, accesible y fácil de integrar en la alimentación diaria.

La leche es una fuente rica en calcio, proteínas de alta calidad y vitaminas como la B12, que no siempre son sencillos de encontrar en otros alimentos, especialmente en dietas más restringidas. Eso sí, desde el punto de vista medioambiental, ya hablaremos más adelante: los lácteos no son precisamente los más sostenibles.

Una cuestión genética y cultural

Nuestra capacidad para digerir lactosa en la adultez está marcada por la genética y nuestra historia como sociedad. En regiones como el norte de Europa, donde el consumo de leche fue clave para sobrevivir en tiempos de escasez, surgió la persistencia de la lactasa: la capacidad de seguir produciendo lactasa en la adultez. Esto fue una ventaja adaptativa que permitió obtener energía, proteínas y calcio cuando otros alimentos escaseaban.

Por el contrario, en regiones de Asia, África y Sudamérica, donde el consumo de leche fresca no fue parte de la dieta tradicional, esta capacidad no se desarrolló de la misma manera. Allí, la intolerancia a la lactosa es más común, no como un defecto, más bien como una adaptación perfectamente normal a un entorno diferente.

Entonces, ¿una gran aliada?

Lejos de ser solo un azúcar, la lactosa tiene beneficios. En el intestino actúa como un prebiótico natural, alimentando bacterias beneficiosas en el colon y mejorando la salud intestinal. Además, al descomponerse en glucosa y galactosa no solo aporta energía, también juega un papel en el desarrollo cerebral en las primeras etapas de la vida.

La epigenética nos vuelve a enseñar que no todo está escrito en nuestros genes. Factores como la dieta y el ambiente pueden influir en la expresión de ciertos genes. En el caso de la lactosa, el consumo continuo de productos lácteos durante generaciones pudo modificar la expresión de los genes responsables de la lactasa en algunas poblaciones, permitiendo que esta enzima siguiera activa en la adultez. Esto demuestra cómo las costumbres alimenticias y el entorno modelan nuestra biología a lo largo del tiempo.

En resumen: la lactosa no es la gran culpable de todos los males, pero tampoco es un nutriente mágico. Entenderla es clave para decidir si merece un lugar en tu mesa. Sea cual sea tu elección, que sea consciente, informada y respetuosa con tu salud y con nuestro planeta.

El azúcar moreno, el de caña o la panela, ¿mejores que el azúcar blanco?

Si esperabas una respuesta que te permita seguir disfrutando de tu endulzante favorito con la conciencia tranquila, lo siento, pero la realidad es que ninguno de ellos es recomendable. Aunque algunas presentaciones se venden como alternativas «más saludables», al final del día siguen siendo azúcar. Vamos a desglosarlo.

Azúcar de caña: ¿mejor que el blanco?

Cuando vemos la etiqueta «azúcar de caña», nos están diciendo simplemente de dónde proviene: la caña de azúcar. ¿Es mejor que el azúcar de remolacha? No. Nutricionalmente, ambos son idénticos. La procedencia no cambia el impacto que tienen en tu cuerpo: picos de glucosa, sobrecarga para el hígado y, en exceso, problemas metabólicos.

Azúcar moreno: ¿más saludable por su color?

El azúcar moreno tiene mejor reputación, quizá porque su color dorado nos recuerda a algo más «natural». Pero hay un truco: la mayoría de los azúcares morenos del supermercado no son más que azúcar blanco al que se le ha añadido melaza para darle ese color y un ligero sabor diferente. Es decir, está «coloreado».

El verdadero azúcar moreno integral que no ha sido refinado proviene de la caña de azúcar y conserva una mínima cantidad de minerales debido a su menor procesamiento. Pero no te emociones: su composición es aproximadamente un 98 % azúcar, por lo que nutricionalmente no marca ninguna diferencia significativa frente al blanco.

PANELA: ¿LA REINA DEL AZÚCAR «SALUDABLE»?

Aquí entra la panela, que ha ganado popularidad como una alternativa «natural». Se obtiene directamente del jugo de caña de azúcar evaporado y no se refina, lo que le permite conservar pequeñas cantidades de minerales como calcio, potasio o magnesio. Sin embargo, no te dejes engañar: la panela sigue siendo 90 % azúcar. Es cierto que contiene un poco más de nutrientes, pero la cantidad es tan insignificante que para obtener un beneficio real tendrías que consumir una cantidad desproporcionada… y esa mochila de azúcar arruinaría cualquier beneficio. Por ejemplo, para obtener el mismo calcio que te aporta un vaso de leche necesitarías consumir tanta que te aportaría cientos de calorías en forma de azúcar. ¿La alternativa? Mejor obtener esos nutrientes de alimentos saludables como frutas, verduras, frutos secos o lácteos que, además, proporcionan fibra, antioxidantes y otros compuestos beneficiosos para tu cuerpo.

¿Cuál es mejor entonces?
La respuesta es clara: ninguno es mejor. Todas estas opciones son, al final, azúcar en diferentes versiones.

Puede que unas tengan un toque más «natural», un color más atractivo o una pizca de nutrientes, pero el impacto en tu salud es el mismo si se consumen en exceso.

Lo ideal no es buscar el azúcar «menos malo», es reducirlo de la dieta. El azúcar, independientemente de su forma, genera picos de glucosa en sangre, favorece la resistencia a la insulina y, en exceso, puede contribuir a problemas como la obesidad, la diabetes tipo 2 y enfermedades cardiovasculares. La mejor manera de endulzar nuestra vida no está en el azúcar, está en alimentos naturales como las frutas, que aportan azúcares junto con fibra, vitaminas y minerales, sin los efectos negativos de los edulcorantes añadidos.

La próxima vez que veas un paquete de azúcar moreno, de caña o panela con etiquetas atractivas como «natural» o «saludable», recuerda: el mejor azúcar es el que dejas en la estantería del supermercado.

Comer fruta después de las seis de la tarde engorda

Entre los mitos más absurdos y dañinos de la nutrición, uno que destaca especialmente es este: «No comas fruta después de las seis de la tarde porque engorda». ¿De verdad creemos que un plátano o una naranja tienen el superpoder de convertirse en cruasanes rellenos de chocolate si se comen después de cierta hora? Pues no. El momento en que consumes la fruta no tiene nada que ver con el aumento de peso. Lo que realmente importa es el balance total de calorías, la calidad de los alimentos que consumes y cómo se ajustan a tu estilo de vida.

La fruta no engorda ni de día ni de noche

La fruta es uno de los alimentos más completos y beneficiosos para la salud. Está llena de vitaminas, minerales, fibra y antioxidantes, y tiene un bajo contenido calórico en comparación con otros *snacks* o postres. Un plátano, por ejemplo, aporta unas noventa calorías, mientras que una chocolatina pequeña supera fácilmente las doscientas y, además, no aporta ni la fibra ni sus nutrientes.

Decir que comer fruta después de cierta hora engorda es tan falso que puede llegar a ser peligroso. Muchas personas, siguiendo esta recomendación infundada, eliminan la fruta de su dieta, perdiéndose todos sus beneficios. Este hábito puede contribuir a déficits nutricionales que afectan la salud general, desde la digestión hasta el sistema inmunitario.

¿Por qué persiste este mito? La idea de que la fruta por la noche engorda probablemente surge de una confusión sobre cómo funciona nuestro cuerpo. Algunas personas creen que el metabolismo se ralentiza por la noche y que las calorías se almacenan como grasa. Sin embargo, esto no es cierto El metabolismo basal, que es la energía que gastamos en reposo, sigue funcionando incluso cuando dormimos. Lo que en realidad importa es la cantidad total de calorías que consumimos frente a las que quemamos en el día. Comer una fruta antes de dormir no marcará la diferencia.

Además, este mito perpetúa el miedo infundado a los carbohidratos, sin distinguir entre opciones saludables como la fruta y opciones ultraprocesadas. Comer un kiwi o una manzana después de cenar no es lo mismo que devorar un cruasán relleno de chocolate a medianoche, y no podemos tratarlos como si lo fucran.

Comer fruta por la noche: beneficios que no deberías ignorar

La fruta es mucho más que azúcar natural. Su fibra ralentiza la absorción de los azúcares, evitando picos de glucosa en sangre, y favorece una digestión saludable. Además, algunas frutas como el plátano, la piña o las cerezas contienen compuestos que estimulan la producción de serotonina y melatonina, hormonas que ayudan a relajarse y mejorar la calidad del sueño.

Por otro lado, evitar los carbohidratos saludables como los de la fruta en la noche puede hacer que optemos por opciones menos nutritivas. Muchas personas, al intentar «no comer fruta», terminan eligiendo *snacks* ultraprocesados, cargados de grasas poco saludables y calorías vacías. El aumento de peso no depende de si comes un plátano a las diez de la noche, sino de cuántas calorías consumes frente a las que gastas en todo el día. La fruta, en el contexto de una dieta equilibrada, es una elección excelente a cualquier hora. Dejar de comerla por miedo infundado puede privarte de nutrientes esenciales.

Grábatelo a fuego
Comer fruta después de las seis de la tarde no engorda. Ni un plátano ni una naranja se transformarán en cruasanes rellenos de chocolate después de medianoche. Es más importante que priorices alimentos nutritivos como la fruta, independientemente de la hora que dejar de consumirlos por recomendaciones infundadas.

La próxima vez que alguien te diga que no comas fruta por la tarde-noche, recuerda: la clave no está en mirar el reloj para comerte una manzana, sino en elegir alimentos saludables y mantener un equilibrio en tu dieta diaria. Del reloj biológico hablaremos más adelante. Tu cuerpo necesita nutrientes, no supersticiones.

Los productos *light*: ¿una etiqueta saludable o una ilusión?

En la búsqueda constante por opciones alimentarias más sanas, los productos etiquetados como *light* han ganado popularidad. Sin embargo, es fundamental entender qué implica realmente esta denominación y si son verdaderamente beneficiosos para nuestra salud.

¿Qué es un producto *light*? Según la normativa, un alimento *light* debe tener una reducción mínima del 30 % en calorías o en algún nutriente específico —como grasas o azúcares— en comparación con la versión original. Esta reducción se logra, en muchos casos, mediante la sustitución de azúcares por edulcorantes artificiales o la disminución del contenido graso.

Edulcorantes artificiales y el paladar dulce

Para mantener el sabor dulce es común el uso de edulcorantes artificiales como la sacarina. Aunque estos aportan dulzor sin calorías, su consumo habitual puede influir en nuestras preferencias gustativas, incrementando la predilección por sabores dulces y potencialmente conduciendo a un mayor consumo de alimentos azucarados.

La Organización Mundial de la Salud ha desaconsejado el uso de edulcorantes no azucarados para controlar el peso corporal o reducir el riesgo de enfermedades no transmisibles. Según la OMS, no se ha demostrado que estos edulcorantes ofrezcan beneficios a largo plazo en la reducción de la grasa corporal y podrían tener efectos indeseables como un mayor riesgo de diabetes tipo 2 y enfermedades cardiovasculares.

JUAN Y LOS EDULCORANTES
Juan se tomaba al día un yogur edulcorado y un refresco de cola *light*. Lo que significa que al año consumía edulcorantes en cantidades considerables. Un yogur edulcorado de ciento veinticinco gramos suele contener unos diez miligramos de ciclamato o edulcorantes similares por cada porción. Esto sumaba alrededor de tres mil seiscientos cincuenta miligramos de edulcorantes al año solo por el yogur. Por otro lado, Juan también tomaba una lata de refresco de cola *light* al día, por tanto, ingería cincuenta miligramos de edulcorantes por lata. Al cabo de un año representaba dieciocho mil doscientos cincuenta miligramos de edulcorantes solo por los refrescos. En total, Juan estaba consumiendo aproximadamente veintiún mil novecientos miligramos de edulcorantes anualmente entre yogures y refrescos.

A pesar de que estos edulcorantes están autorizados, su consumo frecuente está en constante punto de mira debido a posibles efectos a largo plazo sobre el metabolismo y la microbiota intestinal. Edulcorantes como el ciclamato, aunque no son directamente carcinogénicos en humanos, han sido clasificados por la OMS como «posibles carcinógenos» a altas dosis en animales, lo que genera inquietudes sobre su seguridad con el consumo continuo.

Cambiando el yogur edulcorado por uno entero natural con su pequeño porcentaje de grasa, Juan se saciaba más y no necesitaba endulzarlo, o bien añadía fruta fresca al desnatado obtenía dulzor natural y saciedad, evitando ingerir tantos aditivos.

En resumen: aunque los productos *light* y edulcorados pueden parecer una opción saludable, es importante ser consciente de la cantidad de edulcorantes artificiales que estamos consumiendo a lo largo del día y del año. Además, no hay que olvidar que un paladar acostumbrado al dulzor constante puede terminar prefiriendo más alimentos azucarados. Optar por opciones más naturales, como el yogur natural entero, no solo es más saludable, también ayuda a evitar el consumo excesivo de edulcorantes que están en constante evaluación científica.

Se me hincha el vientre, luego estoy inflamado

Uno de los mitos más comunes que escucho con frecuencia es «tengo el vientre hinchado, estoy inflamado, necesito una dieta antiinflamatoria». Esta afirmación, aunque comprensible, está basada en ideas erróneas que simplifican demasiado un concepto complejo. Vamos a desmentirlo científicamente y a ponerlo en perspectiva para que puedas tomar decisiones más informadas sobre tu salud.

¿Estamos realmente inflamados?

Lo primero que debemos entender es que la inflamación es una respuesta natural y protectora del cuerpo ante infecciones o lesiones. En su forma aguda, la inflamación es algo positivo, ya que ayuda a sanar heridas o a luchar contra patógenos. Sin embargo, la inflamación crónica, aunque no se note, puede estar relacionada con diversas enfermedades, desde la artritis hasta problemas metabólicos como la diabetes o enfermedades cardiovasculares.

Ahora bien, la hinchazón abdominal no siempre está relacionada con la inflamación crónica. Muchas veces lo que sentimos como «inflamación» es simplemente retención de líquidos, problemas digestivos o gases. Estos síntomas son comunes después de comidas copiosas o cuando consumimos alimentos que no digerimos bien, pero no tienen nada que ver con la inflamación sistémica que podría requerir un tratamiento especializado.

Dieta antiinflamatoria, ¿algo nuevo?

El concepto de la dieta antiinflamatoria ha ganado popularidad en los últimos años, pero muchos no saben que en realidad no es completamente novedoso. Una dieta antiinflamatoria no es diferente a un patrón de dieta saludable de toda la vida. De hecho, si miramos la mediterránea, que es rica en frutas, verduras, pescado, nueces y aceite de oliva, veremos que es un ejemplo clásico de una dieta antiinflamatoria sin necesidad de recurrir a términos de moda.

Estudios recientes confirman que este tipo de dieta, basada en alimentos frescos y naturales, puede reducir los marcadores de inflamación en el cuerpo. Por ejemplo, un estudio publicado en *The American Journal of Clinical Nutrition* en 2020 concluyó que las personas que siguen una dieta rica en antioxidantes y ácidos grasos omega-3, como la que incluye pescado azul, frutas y verduras, tienen niveles significativamente más bajos de inflamación en comparación con aquellas que siguen dietas más procesadas.

¿Qué pasa con los alimentos que «inflaman»?

Es cierto que algunos alimentos pueden contribuir a un aumento de la inflamación, sobre todo cuando se consumen en exceso. Los ultraprocesados, ricos en azúcares refinados, grasas saturadas y trans y harinas refinadas son conocidos por promover la inflamación en el cuerpo. Sin embargo, la clave está en el equilibrio: la inflamación no es un proceso que ocurra de la noche a la mañana por comer un trozo de *pizza,* está en un consumo prolongado de estos alimentos.

En cuanto a los que se asocian con la «antiinflamación», debemos hablar de aquellos ricos en antioxidantes, fibra y ácidos grasos saludables. Las verduras de hojas verdes, como espinacas y kale, los frutos rojos y los pescados grasos como el salmón son conocidos por sus propiedades que pueden ayudar a reducir los niveles de inflamación. Sin embargo, es importante recalcar que no se trata de seguir una dieta estricta antiinflamatoria, sino de adoptar hábitos alimenticios saludables que beneficien al cuerpo en su totalidad.

La epigenética y la inflamación

La epigenética juega un papel fundamental en cómo los alimentos que consumimos pueden afectar en la inflamación y la salud en general. La epigenética estudia los cambios en la expresión de los genes sin modificar la secuencia genética. La dieta activa o desactiva ciertos genes responsables de la inflamación. Por ejemplo, alimentos ricos en antioxidantes y omega-3 pueden ayudar a regular genes que promueven una respuesta inflamatoria crónica, mientras que una dieta alta en azúcares refinados y grasas saturadas puede hacer lo contrario.

Esto implica que nuestra alimentación, y especialmente una dieta rica en alimentos naturales y antiinflamatorios, puede ayudar a «reprogramar» la expresión de los genes y reducir la inflamación crónica. Esta relación entre la alimentación y la epigenética es uno de los campos más emocionantes de la ciencia moderna.

La falacia de que la dieta antiinflamatoria cura todo

Una de las grandes mentiras que rodea a la dieta antiinflamatoria es la idea de que puede curar casi todo. Muchas personas creen que puede solucionar problemas de digestión, piel, energía o incluso pérdida de peso de manera mágica. Aunque una dieta equilibrada definitivamente mejora la salud general, no hay alimentos que curen de forma instantánea o «milagrosa» afecciones de inflamación crónica o enfermedades autoinmunes como algunos afirman.

Estudios científicos han demostrado que la inflamación crónica puede verse afectada por muchos factores, desde el estrés y la falta de sueño hasta genéticos y ambientales. De modo que si bien una dieta antiinflamatoria es beneficiosa para reducir el riesgo de enfermedades inflamatorias y mejorar la calidad de vida, no es una solución mágica para todos los problemas de salud.

En resumen: la dieta antiinflamatoria no es algo que debas hacer de manera drástica o restrictiva. En realidad, es simplemente comer de un modo equilibrado: muchas frutas, verduras, proteínas magras, grasas saludables —como las que encuentras en el aceite de oliva y los frutos secos— y, si es posible, reducir los alimentos ultraprocesados. Por tanto, el secreto está en adoptar un estilo de vida saludable, sin obsesionarte con etiquetas.

Comer bien, moverte y descansar lo suficiente es, de lejos, la mejor forma de que reduzcas la inflamación y de mantenerte sano a largo plazo.

La dieta alcalina, ¿cura enfermedades o solo es una moda pasajera?

Últimamente, la dieta alcalina y el concepto de agua alcalina son temas muy populares. Se promocionan como soluciones milagrosas para problemas de salud, desde la inflamación hasta enfermedades graves como el cáncer. Pero ¿cuánta verdad hay tras todo esto? Vamos a desentrañar este mito.

¿Qué es la dieta alcalina? Se basa en la idea de que los alimentos pueden cambiar el pH de tu cuerpo y que una dieta que favorezca alimentos «alcalinos» —como frutas, verduras y legumbres— y reduzca los «ácidos» —como carnes, lácteos y alimentos procesados— puede mejorar tu salud, prevenir enfermedades e incluso curar problemas graves como la pérdida de calcio de los huesos.

A primera vista, la teoría suena interesante: comer más frutas y verduras siempre es bueno, ¿verdad? Pero aquí es donde entran las dudas. El pH de tu cuerpo no es algo que puedas modificar fácilmente solo con la comida. De hecho, el cuerpo ya tiene un sistema de regulación increíblemente eficiente para mantenerlo dentro de un rango muy específico y constante.

Tu cuerpo mantiene el pH de la sangre en un rango estrechísimo —alrededor de 7,4, que es ligeramente alcalino— gracias a la acción de los riñones y los pulmones, que trabajan todo el tiempo para mantener este equilibrio. Si tu pH se desajustara mucho, como cuando ocurre en ciertas enfermedades, lo notarías de inmediato, y no por comer demasiados tomates o demasiada carne. El cuerpo sabe cómo manejar esto por sí mismo. Por tanto, la idea de que comer algunos alimentos puede «cambiar» tu pH de forma tan significativa como promete la dieta alcalina es, en palabras sencillas, un mito.

¿Realmente puede la dieta alcalina curar enfermedades?

La respuesta corta es no. No hay evidencia científica sólida que respalde la idea de que cambiar el pH del cuerpo mediante la dieta pueda curar enfermedades graves como el cáncer o problemas cardiovasculares. Si bien la dieta alcalina promueve consumir alimentos saludables como frutas y verduras, no está claro que solo cambiar el tipo de pH tenga un impacto directo sobre el tratamiento o prevención de enfermedades graves.

El cáncer, por ejemplo, se desarrolla de maneras mucho más complejas que simplemente alterar el pH. Si bien algunas investigaciones sugieren que una dieta rica en alimentos antiinflamatorios puede ser beneficiosa para la prevención de ciertos tipos de cáncer, no hay evidencia de que comer alimentos alcalinos pueda «curar» la enfermedad.

El agua alcalina: ¿una solución milagrosa?

Otro concepto popular relacionado con la dieta alcalina es el de agua alcalina. Se promociona como una forma de mejorar el pH del cuerpo, alegando que ayuda a neutralizar la acidez y prevenir enfermedades. El agua alcalina tiene un pH superior a 7 —generalmente entre 8 y 9—, lo que significa que es menos ácida que el normal. Sin embargo, el cuerpo ya tiene un sistema altamente eficiente para regular su pH, y el simple hecho de beber agua alcalina no va a cambiar nada de forma significativa. La mayoría de las personas no necesitan tomar agua alcalina para equilibrar su pH, ya que el sistema de tampones del cuerpo hace su trabajo sin ayuda externa. Además, no hay evidencia científica sólida que sugiera que el consumo de este tipo de agua tenga beneficios de salud más allá de los que proporciona el agua común.

¿Por qué está tan de moda la dieta alcalina?

Tiene algo que muchos buscamos: una promesa de bienestar general y control sobre nuestra salud. Comer más frutas y verduras es un consejo que ningún nutricionista cuestionaría. Este tipo de dieta fomenta el consumo de alimentos frescos y naturales, lo cual es bueno para el cuerpo en muchos aspectos, como mejorar la digestión, la salud cardiovascular y la piel. Entonces, ¿por qué no aprovechar esos beneficios sin obsesionarse con el pH?

El verdadero truco es no enfocarse tanto en cambiar el «pH» del cuerpo como en seguir una dieta equilibrada, llena de alimentos frescos, naturales y nutritivos, como lo haríamos siguiendo una dieta mediterránea o simplemente comiendo de manera más consciente.

El peligro de obsesionarse con el pH

El problema con la dieta alcalina radica en que mucha gente cree que debe eliminar completamente ciertos alimentos como carnes o productos lácteos para «alcanzar» ese estado alcalino. Sin embargo, suprimiendo grupos enteros de alimentos, podríamos estar privándonos de nutrientes esenciales como proteínas, calcio y grasas saludables.

Grábatelo a fuego
Una dieta desequilibrada no solo es poco sostenible, sino que puede causarte con el tiempo carencias nutricionales.

Además, algunas personas siguen la dieta con la esperanza de curar enfermedades graves, lo que puede retrasar el diagnóstico y el tratamiento médico adecuado. Esta dieta no reemplaza el tratamiento médico, y confiar en ella para curar algo serio puede ser peligroso.

La inflamación y la alimentación

Aquí está la clave: la verdadera importancia de una dieta saludable no está en cambiar el pH del cuerpo, sino en reducir la inflamación crónica. La inflamación es un proceso natural, pero cuando se vuelve crónica, puede estar vinculada a muchas enfermedades graves. Comer alimentos antiinflamatorios, como los que se encuentran en una dieta basada en plantas, pescado y grasas saludables, tiene un impacto positivo en la salud general. La dieta mediterránea, por ejemplo, ha demostrado ser una de las más eficaces para ello. Esto no se debe a que cambie el pH, sino a los beneficios de los alimentos ricos en antioxidantes y nutrientes esenciales.

En resumen: no necesitas una dieta alcalina, necesitas educación nutricional.

¿Tomar una copa de vino tinto al día?

El vino tinto ha sido durante mucho tiempo considerado como una bebida con beneficios para la salud, sobre todo por su contenido en antioxidantes como el resveratrol, un compuesto fenólico presente en las uvas que también se encuentra en otros alimentos como las granadas o los arándanos. Pero ¿realmente basta con una copa de vino al día para obtener los beneficios antioxidantes o necesitamos consumir una mayor cantidad de estos alimentos para ver resultados reales?

¿Cuántas copas de vino tinto se necesitan para aprovechar los antioxidantes?

El vino tinto contiene antioxidantes naturales como el resveratrol, catequinas, quercetina y flavonoides, compuestos que ayudan a reducir el estrés oxidativo, la inflamación y el daño celular, los cuales están asociados con muchas enfermedades crónicas. Sin embargo, la cantidad de estos antioxidantes en una copa de vino no es tan alta como para que este consumo diario sea suficiente para una protección óptima.

Una copa de vino tinto contiene aproximadamente de uno y medio a dos miligramos de resveratrol —dependiendo de la variedad de uva—, una cantidad que, aunque beneficiosa en algunos estudios, es considerablemente menor que la que podrías obtener de otros alimentos ricos en antioxidantes. Por ejemplo:

— Una granada contiene hasta doscientos miligramos de antioxidantes por fruta, mucho más de lo que encontrarías en una copa de vino tinto.
— Un racimo de uvas contiene entre cincuenta y ciento cincuenta miligramos de resveratrol (en función del tamaño y variedad de las uvas), también mucho más que lo que te aportaría una copa de vino.
— Una ración de arándanos (alrededor de cien gramos) contiene más de cuatrocientos miligramos de antioxidantes como los antocianos, conocidos por sus poderosos efectos antioxidantes y antiinflamatorios.

¿Es suficiente una copa de vino tinto para aprovechar sus beneficios antioxidantes?

Para obtener una cantidad significativa de antioxidantes de resveratrol y otros compuestos fenólicos no es suficiente con una copa de vino diaria. Los estudios indican que las cantidades de estos compuestos en el vino tinto son relativamente bajas comparadas con las que se pueden obtener de alimentos como la granada, las uvas o los arándanos. Además, el resveratrol y otros antioxidantes presentes en el vino tinto tienen una biodisponibilidad limitada, lo que significa que, aunque los compuestos estén presentes en el vino, el cuerpo no los absorbe de manera tan eficiente como lo haría con otros alimentos ricos en antioxidantes.

La idea de que una copa de vino tinto diaria es suficiente para conseguir todos los beneficios antioxidantes es un mito que simplifica demasiado los efectos reales del alcohol en nuestra salud. Aunque el vino tinto contiene antioxidantes, los riesgos asociados al consumo de alcohol, incluso en cantidades moderadas, son significativos. El alcohol está relacionado con un aumento del riesgo de varios tipos de cáncer —como el de esófago, mama y colorrectal— y problemas cardiovasculares, y no se recomienda como fuente principal de antioxidantes.

El consumo de alcohol de ligero a moderado se asocia frecuentemente con factores de estilo de vida más saludables, pero estos mismos factores pueden atenuar los beneficios observacionales de los estudios clínicos atribuidos al alcohol.

Un aumento en el consumo de alcohol se correlaciona con un mayor riesgo de hipertensión arterial, enfermedad arterial coronaria y rigidez arterial. Y lo más impactante: cualquier nivel de consumo, por bajo que sea, aumenta el riesgo de ciertos cánceres:

- Una bebida diaria incrementa el riesgo de cáncer de esófago.
- De una a cuatro bebidas diarias incrementan el riesgo de cáncer colorrectal.

Estrés hepático

El alcohol se metaboliza en el hígado, donde se transforma en compuestos como el acetaldehído, que es altamente tóxico y puede dañar las células hepáticas. Su consumo habitual lleva a condiciones graves en el hígado como hígado graso alcohólico, hepatitis alcohólica y cirrosis hepática: daño permanente e irreversible en el tejido hepático que afecta la función del órgano. Incluso con un consumo moderado, el hígado se ve obligado a trabajar más para desintoxicar el cuerpo, lo que puede contribuir a su desgaste a largo plazo.

Algo que me sorprende que no se sea de dominio público es la producción de radicales libres después de beber alcohol: para poder metabolizarlo y eliminarlo se generan estas moléculas inestables que causan daño oxidativo en las células. Este estrés oxidativo está vinculado al envejecimiento prematuro, la inflamación y el riesgo de enfermedades crónicas.

Compuestos tóxicos
Durante la metabolización del alcohol se producen sustancias como el acetaldehído que no solo daña el hígado, también a otros tejidos, favoreciendo procesos inflamatorios y tóxicos que pueden contribuir al desarrollo de cáncer y otros problemas de salud.

En resumen: el consumo seguro de alcohol, según la ciencia, es este: cero.

5

Pequeñas acciones, grandes impactos

Decisiones que tienen eco en la eternidad

Hay un viejo proverbio chino que dice si planeas para un año, siembra arroz. Si lo haces para una década, planta árboles. Si planeas para toda una vida, educa a las personas. Esta última idea es mi ilusión cada vez que escucho a un paciente. La educación nutricional y para la salud es un legado duradero y transformador, tanto en el plano individual como en la sociedad. Y todo comienza con pequeños cambios, mucho más poderosos, porque esas decisiones que tomamos hoy pueden resonar durante años, moldeando nuestras vidas, las de los que nos rodean y tener repercusión en generaciones venideras.

Este libro es una invitación a abrazar cambios que parecen diminutos, pero que con el tiempo se convierten en grandes, porque cuando sembramos salud y bienestar en nuestra rutina, cosechamos una vida plena y construimos un futuro mejor para todos. En muchas ocasiones he visto cómo, en tan solo doce semanas, con esos pequeños cambios en los hábitos del día a día se logran grandes impactos con cosas simples. Te pongo algunos ejemplos:

— Comenzar la jornada con un desayuno saludable. El resultado ha sido una mejoría en la composición corporal y un aumento en el nivel de energía, saciedad y concentración.
— Cambiar un zumo diario por una fruta entera y notar cómo mejora el tránsito intestinal.
— Eliminar o reducir el azúcar en el café y medir cómo mejoran los valores de glucosa en sangre y el metabolismo.
— Caminar cada día al menos diez minutos por un parque, cuidar plantas o simplemente pasear al aire libre y observar cómo se reduce el estrés y la atención, cómo mejora la salud visual, la presión arterial y lo más primordial: la salud mental.
— Preparar *snacks* saludables para llevar al trabajo, como frutos secos, y mejorar los niveles de colesterol en sangre, previniendo enfermedades cardiovasculares y reduciendo la masa grasa corporal.
— Dedicar al menos veinte minutos a cada comida, masticando despacio. Así se ha conseguido digestiones mucho más ligeras, eliminado el reflujo gastroesofágico y también menos distensión abdominal.
— Iniciar el día con un vaso de agua y llevar al trabajo siempre una botella, lo cual mejora la hidratación, previniendo cálculos renales, ayudando a la función cognitiva y el rendimiento deportivo.
— Desconectar pantallas de todo tipo treinta minutos antes de dormir, lo que ha optimizado la calidad del sueño y el sistema inmunitario, con cambios epigenéticos a largo plazo.
— Sustituir la sal por especias como el orégano, el tomillo o el romero. Se ha reducido la presión arterial y la retención de líquidos mientras se disfrutaba del poder antiinflamatorio y antioxidante de las hierbas aromáticas.
— Dedicar los cinco primeros minutos de la mañana a escribir cómo nos sentimos y qué cambios o retos queremos para mejorar la salud de cada día (sin móvil). Llevar un diario de gratitud mejora el sueño, reduce los síntomas de depresión y fomenta una actitud positiva.

Imagina ahora que la mano puede ser la guía hacia una vida más saludable, equilibrada y sencilla. ¿Estás listo para descubrir el poder de tu mano?

6

La salud en tus manos

El método Zimbabue, el nacimiento de una idea revolucionaria

En Zimbabue, en plena década de 1990, el doctor Kazzim G. D. Mawji enfrentaba un desafío monumental. En un contexto marcado por el alto índice de analfabetismo y la falta de recursos, buscaba una forma de educar a las personas sobre nutrición y control de porciones. Este médico especializado en diabetes entendió que las soluciones tradicionales no funcionaban en su entorno, por lo que recurrió a una herramienta sencilla, práctica y universal: las manos. Así nació el método de la mano, una forma revolucionaria y accesible de medir las porciones de alimentos utilizando nuestras propias manos como guía.

Desde el momento en que descubrí este método me atrapó su simplicidad y efectividad. Vivimos en un mundo en el que las dietas se han complicado con medidas, calorías y conceptos difíciles de entender. El método de la mano rompe con todo eso, ofreciendo una solución visual, fácil de recordar y adaptable a cualquier persona. Además, me fascina cómo una idea tan sencilla ha impactado a tantas personas, desde comunidades con pocos recursos hasta profesionales de la salud que lo utilizan como herramienta educativa. Este método trasciende barreras culturales y económicas, ayudando a personas de todas las edades y estilos de vida.

Como profesional de la nutrición adopté el método de la mano en mi práctica y lo he compartido con mis pacientes. He visto cómo transforma su forma de comer y de pensar en la comida. No se trata solo de controlar porciones, se trata de recuperar el equilibrio y la conexión con los alimentos.

Inspirado por el potencial de este método, colaboré con mi buen amigo Mario, un informático apasionado por la salud, para desarrollar una aplicación basada en el este método. Nuestra única intención fue ayudar a más personas a aprender, concienciarse y mejorar su alimentación de manera accesible. La *app* ha sido una herramienta increíble para quienes buscan guiarse de un modo visual y práctico en su día a día.

El éxito del método de la mano radica en su universalidad. No necesitas básculas, cucharas medidoras ni conocimientos avanzados sobre nutrición. Tus manos son una herramienta que siempre llevas contigo y están adaptadas a tu tamaño, lo que lo hace personal y efectivo para cada individuo.

Además, este método enseña hábitos alimentarios saludables sin demonizar alimentos ni imponer restricciones extremas. Es inclusivo, realista y sobre todo fácil de recordar. Para quienes están comenzando a cuidar su alimentación, es una manera perfecta de empezar.

Guía práctica para adoptar hábitos sanos

¿Cómo aplicar el método de la mano? Este método consiste en utilizar las manos como referencia para medir las porciones de los diferentes grupos de alimentos. Aquí tienes una guía práctica.

VERDURAS

El tamaño de ambas manos juntas formando un cuenco.

Ejemplo	Una ensalada, brócoli o cualquier vegetal cocido.
Beneficio	Fuente de fibra, vitaminas y minerales.

PROTEÍNAS

El tamaño de la palma de tu mano, sin incluir los dedos y con el grosor de tu dedo meñique.

Ejemplo	Pollo, pescado, tofu o huevos.
Beneficio	Aporta aminoácidos esenciales para el mantenimiento muscular.

CARBOHIDRATOS

Equivale al tamaño de tu puño cerrado.

Ejemplo	Una ración de arroz, pasta o patatas.
Beneficio	Principal fuente de energía.

FRUTAS

Similar al tamaño de tu puño cerrado.

Ejemplo	Una manzana, un plátano pequeño o una taza de fruta troceada.
Beneficio	Vitaminas, antioxidantes y azúcares naturales.

GRASAS

El tamaño de la punta de tu pulgar.

Ejemplo	Aceite de oliva, mantequilla o frutos secos.
Beneficio	Proporcionan grasas saludables esenciales.

LEGUMBRES

Pueden contarse como carbohidratos o proteínas, dependiendo del contexto de la dieta. La medida es el tamaño de tu puño cerrado.

Ejemplo	Lentejas, garbanzos o alubias.
Beneficio	Fuente de fibra y proteínas vegetales.

Mi esperanza es que esta idea transformadora siga ayudando a más personas a comer mejor y vivir de manera más saludable. Y si alguna vez dudas de cómo medir tus porciones, recuerda: la solución está, literalmente, en tus manos.

RACIONES ESTÁNDAR

VERDURAS Y HORTALIZAS (LECHUGA, BRÓCOLI, CEBOLLA, TOMATE…)

Unas cinco raciones al día, aproximadamente ochenta-cien gramos por ración. Esto equivale a unos cuatrocientos-quinientos gramos diarios repartidos entre las comidas principales. Cada ración son dos manos juntas.

FRUTAS

Dos o tres raciones diarias, aproximadamente cien o ciento cincuenta gramos por ración. Esto supone unos doscientos-cuatrocientos cincuenta gramos diarios. Una ración equivale a un puño cerrado.

Carbohidratos (cereales como pan, pasta o arroz y tubérculos)

Tres-cinco raciones diarias, aproximadamente cincuenta-setenta y cinco gramos por ración en crudo, dependiendo del alimento. Esto da un rango de ciento cincuenta-trescientos setenta y cinco gramos diarios de carbohidratos crudos. Cada ración equivale a un puño cerrado.

Proteínas (carnes, pescados, huevos o proteínas vegetales)

Dos o tres raciones diarias, de unos cien o ciento veinte gramos en crudo por ración. Esto supone unos doscientos-trescientos sesenta gramos diarios, dependiendo de las necesidades. Cada ración equivale al tamaño de la palma de la mano.

Grasas saludables (aceite de oliva, aguacate, frutos secos)

Dos o tres raciones diarias de unos diez o quince gramos por ración. Esto suma unos veinte-cuarenta y cinco gramos diarios de grasa. Cada ración es del tamaño de la punta del pulgar.

Legumbres

Dos o tres raciones semanales o alguna más, aproximadamente unos sesenta u ochenta gramos en crudo por ración. Equivale a un puño cerrado.

Cómo personalizar las raciones

El número exacto de raciones puede variar según las características individuales:

— Adultos activos. Debes optar por el rango superior de raciones, especialmente en carbohidratos y proteínas.
— Personas sedentarias. Mantente en el rango inferior para evitar el exceso de calorías.
— Niños o adolescentes. Necesitan más raciones para cubrir sus necesidades de crecimiento.
— Embarazo o lactancia. Aumenta las raciones de proteínas, frutas y verduras.

Ante todo, pregunta a tu dietista-nutricionista sobre tus necesidades personalizadas. Si eres deportista ten en cuenta estas necesidades y el tipo de ejercicio que realizas:

Carbohidratos, la base del rendimiento

Entre cuatro-ocho gramos de carbohidratos por kilo de peso corporal al día, dependiendo del tipo e intensidad del entrenamiento. Por ejemplo, una persona de setenta kilos necesitaría entre doscientos ochenta y quinientos sesenta gramos diarios. Serían dos puños cerrados en cada comida principal, añadiendo más en las comidas previas o posteriores al entrenamiento.

Proteínas, reparación muscular

Entre uno con dos y dos gramos de proteínas por kilo de peso corporal al día. Por ejemplo, una persona de setenta kilos necesitaría entre ochenta y cuatro y ciento cuarenta gramos diarios. Para ajustarlo con método de la mano debería aumentar el tamaño de la porción proteica a una y media y dos palmas de la mano por comida, dependiendo de las necesidades.

Grasas saludables, energía duradera

De uno a uno y medio gramos de grasa por kilo de peso corporal al día, dependiendo de la disciplina. Por ejemplo, una persona de setenta kilos necesitaría entre setenta y ciento cinco gramos diarios. Para ajustarlo con el método de la mano tendría que incrementar ligeramente las porciones de grasas saludables, pudiendo añadir una o dos puntas de pulgar extra al día.

Hidratación y micronutrientes

Un deportista debe aumentar las verduras a seis u ocho raciones diarias —o seiscientos-ochocientos gramos— para asegurar un aporte elevado de antioxidantes y vitaminas esenciales que favorezcan la recuperación. E incluir frutas adicionales antes o después del ejercicio para reponer glucógeno y mejorar también la recuperación.

7

La salud en tu mesa

La salud está en tu mano y también en tu plato. En el capítulo anterior exploramos el método de la mano como una herramienta práctica para equilibrar los macronutrientes. Ahora es momento de ir más allá: ¿y si creamos un plato que además de nutrir el cuerpo también nutra las emociones, nuestra energía y la relación con el entorno? ¿Uno que respete la epigenética, promueva la sostenibilidad y nos conecte con la comida de una manera consciente y feliz? Este no es solo un plato; es una invitación a vivir más y mejor.

Inspirándonos en el famoso plato de Harvard —del que hablaré más adelante—, he creado una versión adaptada al futuro: un enfoque más integral que abarca nutrición equilibrada, epigenética, microbiota, sostenibilidad y consciencia. Este plato es una herramienta de educación nutricional que refleja cómo debemos alimentarnos hoy para cuidar de nosotros mismos y del planeta. Un plato en el que entra, como no, la epigenética en acción, porque existen nutrientes epigenéticos que afectan a la creación y el borrado de esas marcas epigenética. Los nutrientes epigenéticos son compuestos presentes en ciertos alimentos que influyen en cómo se activan o silencian nuestros genes, sin cambiar el ADN en sí. Esto sucede a través de distintos procesos:

— Metilación del ADN. Este mecanismo «apaga» algunos genes añadiendo pequeños grupos químicos llamados metilos. Puede ser bueno si apaga genes que promueven enfermedades, como el cáncer, pero malo si apaga genes protectores o beneficiosos. Nutrientes como la genisteína de la soja y la epigalocatequina del té verde ayudan a regular este proceso de forma positiva.
— Modificación de las histonas. Las histonas son proteínas que empaquetan el ADN, y su modificación afecta si los genes están activos o inactivos. Por ejemplo, los famosos isotiocianatos del brócoli, la coliflor y las coles de Bruselas «apagan» las enzimas llamadas histonas deacetilasas (HDAC), que normalmente pueden «cerrar» genes protectores. Esto es beneficioso porque permite que los genes que previenen el cáncer sigan activos.

En resumen: compuestos bioactivos presentes en frutas, verduras y otros alimentos saludables ayudan a mantener el equilibrio en estos procesos, favoreciendo la activación de genes protectores y el silenciamiento de genes perjudiciales. Comer estos alimentos regularmente puede disminuir el riesgo de padecer varias enfermedades, incluidos algunos tipos de cáncer.

Otra protagonista del plato es la microbiota intestinal. Cuando tu intestino está feliz con sus billones de microorganismos que lo habitan, tu mente y cuerpo lo celebran. La sostenibilidad ambiental también tiene su peso en este plato porque comer bien significa igualmente comer de manera responsable. No me puedo olvidar de la conexión con la comida: este enfoque se centra en qué comer, en cómo y cuándo hacerlo. Comer de forma consciente, disfrutando el momento es igual de importante que elegir los alimentos correctos.

Estudios recientes muestran que una dieta rica en compuestos bioactivos, como polifenoles, antioxidantes y ácidos grasos esenciales, puede influir directamente en nuestra expresión genética, activando los «genes de la juventud» y apagando aquellos asociados con el envejecimiento o las enfermedades crónicas. Este plato reúne esos elementos en equilibrio, potenciando tanto nuestra salud como nuestra conexión con el entorno.

Te presento el plato equidieta, una forma visual sencilla de nutrir tu vida de forma consciente, sostenible, equilibrada y nutritiva. Una herramienta para prevenir las enfermedades que más nos acechan como las cardiovasculares, la obesidad, la diabetes tipo 2 o el cáncer.

Lo que bien empieza, bien acaba

La epigenética, en combinación con estudios sobre ritmos circadianos y nutrición, sugiere que nuestras elecciones alimentarias al inicio del día tienen un impacto importante en la activación de ciertos procesos metabólicos y en cómo los genes responden al entorno. El des-ayuno es más que una comida: es el primer acto de autocuidado del día con el que rompemos el ayuno nocturno. Es el momento de reponer lo perdido, hidratarnos, nutrirnos y enviarle al cuerpo el mensaje de que estamos listos para empezar con claridad, vitalidad y equilibrio.

Somos agua en movimiento, un 50-70 % —en un adulto— del cuerpo fluye con este líquido vital que nos da vida. Al comenzar el día el organismo, como un río al amanecer, necesita ser reabastecido para encender sus engranajes, limpiar sus caminos y seguir en armonía con la naturaleza que nos rodea. Beber agua al despertar no es solo un acto de hidratación, es un ritual que nos conecta con nuestra esencia más pura. Si te es más agradable puede ser agua de limón, pero ten en cuenta que más allá de aportar sabor, acidez y algo de vitamina C, ni «desintoxica el cuerpo», ni «alcaliniza el organismo» ni «promueve la pérdida de peso». Si bebes agua o limonada que sea para conseguir rehidratarte.

Mientras dormimos, el cuerpo sigue trabajando, reparando tejidos, consolidando recuerdos y manteniendo funciones vitales. Pero en ese proceso perdemos agua a través de la respiración y la sudoración, despertando en un estado de deshidratación que afecta a la energía, la concentración y el estado de ánimo.

Grábatelo a fuego
Beber agua al levantarte te ayuda a rehidratar las células y a activar los sistemas metabólicos.

Cuándo desayunar según la epigenética

Quédate con estos dos consejos siempre que te sea posible:

— Dar al cuerpo treinta-sesenta minutos tras levantarse puede ser beneficioso, ya que permite que las hormonas como el cortisol (que está naturalmente elevado en la mañana) se estabilicen antes de ingerir alimentos. Esto puede mejorar la sensibilidad a la insulina y la regulación del azúcar en sangre.

— Tomar el desayuno en las primeras horas de luz ayuda a regular los ritmos circadianos y a mantener una buena salud metabólica.

Qué desayunar para nutrirnos y activar los genes «buenos»

El desayuno ideal (figura 1) debería incluir alimentos ricos en compuestos bioactivos que influyen en las marcas epigenéticas y promueven la salud a largo plazo. Vamos a buscar alimentos de alta calidad nutricional:

— 50 % de vegetales (frutas y verduras llenas de fibra y compuestos bioactivos). Que no te falten frutas, frescas o congeladas enteras o batidas, evitando los zumos. No olvides que las hortalizas pueden tener un lugar en el desayuno: tomate, ajo, espinacas, canónigos, rúcula, pepino, zanahoria, champiñones y todo lo que se te ocurra innovar.

— 25 % de proteínas completas. Ayudan a activar los genes asociados con el mantenimiento muscular y la saciedad. Ejemplos: huevos, tofu, yogur natural sin azúcar, pescados en conserva o marinados (salmón, melva, atún, bonito, boquerón), legumbres (como hummus), pechuga de pollo o pavo asada natural (evitando el embutido y carne procesada).

— 25 % de cereales integrales, granos enteros o tubérculos. Mantienen niveles estables de glucosa y apoyan la energía sostenida. Ejemplos: copos de avena, pan integral, arroz inflado, quinoa, teff, muesli sin azúcar, patata, boniato o yuca.
— Grasas saludables. Los ácidos grasos omega-3 y omega-9 tienen efectos antiinflamatorios y epigenéticos positivos. Ejemplos: aguacate, aceite de oliva virgen, frutos secos, semillas de chía o lino molidas, mantequilla de cacahuete.
— Bebidas con compuestos bioactivos ayudan a regular procesos epigenéticos. Ejemplos: té blanco, té verde, matcha, café natural o cacao puro.
— Se puede incorporar leche de vaca, oveja o cabra o bebida vegetal sin azúcares añadidos (soja, avena, arroz, almendras).
— Fermentados como el yogur o el kéfir nos da garantías de cumplir los deberes con nuestra microbiota intestinal.

Cómo desayunar de manera consciente

— Dedica al menos quince minutos para disfrutar el desayuno. Esto reduce el estrés, que puede influir negativamente en la epigenética.
— Evita pantallas y distracciones. La conexión consciente con la comida mejora la digestión y la experiencia emocional. Muchas mañanas, dedico unos minutos a escribir en mi diario Chowa, para conectar conmigo mismo y cultivar armonía en tu día. Comienzo con algo por lo que estoy agradecido, como un momento especial o un simple respiro de tranquilidad. Defino mi intención para el día, enfocándome en lo que quiero lograr, cómo quiero sentirme y cómo equilibrar mis metas personales y lo que haré por los demás y por mí. Es un hábito sencillo para acompañarte en el desayuno.

— No desayunes por obligación. Si no tienes hambre al despertar, considera postergar el desayuno, pero no saltártelo completamente si tienes tareas importantes que realizar.

Estas prácticas no solo te ayudarán a sentirte mejor cada mañana, también pueden activar genes asociados con la energía, la longevidad y como veremos más adelante, la salud de tu corazón y sistema cardiovascular.

Desayunos que moldean tu salud

Si hay algo que hace especial al desayuno es su versatilidad. Hay tantos desayunos como puedas imaginar, desde los más rápidos y sencillos hasta los más elaborados y reconfortantes. Lo importante no es solo qué comemos, sino cómo esa primera comida del día influye en nuestra energía, en la concentración y en el bienestar general.

Entre todas las posibilidades quiero revelarte cuatro de mis preferidos. Cada uno de ellos aporta variedad y equilibrio a tu alimentación.

Bol de yogur, equilibrio en un solo bocado

Un desayuno fresco, lleno de colores y texturas que lo hacen agradable y saciante.

Para prepararlo, pon en un bol yogur natural o vegetal. Añade fresas, arándanos y mango en trozos. Espolvorea semillas de chía y lino molidas —una cucharada—, coco rallado y nueces troceadas y acompaña con té matcha con bebida de avena.

Energía mediterránea, tradición y simplicidad

Inspirado en la alimentación mediterránea, este desayuno se basa en ingredientes sencillos y sabrosos, con una combinación equilibrada de carbohidratos, grasas saludables y proteínas.

Para prepararlo, tuesta pan cien por cien integral y úntalo con ajo. Añade tomate rallado, orégano, rúcula y queso fresco o tofu.

Corta rodajas de naranja y espolvorea con canela en polvo. Acompaña con té blanco.

Desayuno nórdico, nutrición en un plato completo

Inspirado en los hábitos alimenticios escandinavos, este desayuno combina proteínas, grasas esenciales y fibra para ofrecer una opción equilibrada y saciante.

Para prepararlo, coloca sobre una rebanada de tu pan favorito cien por cien integral salmón marinado, eneldo y un toque de mostaza. Pon encima rodajas de pepino y rábano con un toque de limón. Sirve con queso *cottage* o tofu batido con hierbas. Acompaña con un batido de zanahoria, frutos rojos y naranja.

Porridge*, energía de liberación lenta y bienestar digestivo*

Un desayuno cálido y reconfortante, perfecto para empezar el día con una energía estable y favorecer la digestión.

Calienta en un cazo una taza de bebida vegetal, leche o agua. Añade media taza de copos de avena o quinoa y cocina a fuego lento, removiendo hasta que espese. Agrega cacao puro, semillas de chía y lino molidas —una cucharada— y frutos rojos. Sirve con un puñado de avellanas o nueces y acompaña con té blanco.

El desayuno puede ser una gran oportunidad para incorporar fibra, proteínas de calidad, grasas saludables y alimentos frescos. No hay una única opción perfecta, pero elegir alimentos mínimamente procesados y combinarlos de forma equilibrada te puede ayudar a empezar el día con energía y bienestar.

El plato de Harvard

Para el resto de comidas principales vamos a ver otro plato (figura 3), seas ovolactovegetariano, piscivegetariano o vegano.

El plato de Harvard se basa en una proporción saludable de alimentos para promover una dieta equilibrada. Las comidas han de estar organizadas de la siguiente forma:

— El 50 % del plato tienen que ser verduras y hortaliza (preferiblemente variadas y coloridas).
— El 25 %, proteínas saludables.
— Y el otro 25 %, cereales integrales, granos enteros y tubérculos (arroz, avena, quinoa, trigo, cebada, centeno, tubérculos como patata o boniato).

Además, al menos debes tomar tres raciones de fruta al día —usa el método de la mano— y aprovechar las comidas principales para incluir alguna de ellas, teniendo en cuenta las propiedades digestivas del kiwi, papaya, piña, manzana o mango. Es recomendable tomar también de forma moderada grasas saludables como el aceite de oliva, el aguacate o los frutos secos.

HAY OTRO PLATO, EQUIDIETA (FIGURA 4), BAJO EN CARBOHIDRATOS, PARECIDO, PERO NO IGUAL:

— El 50 % está compuesto de verduras y hortalizas (preferiblemente variadas y coloridas).
— El 25 %, de proteínas saludables.
— Y el otro 25 %, de grasas saludables.

ADAPTAR, NO EXCLUIR

¿Cuál es la mejor opción de las dos? No hay un único modelo perfecto, la clave está en adaptar el plato de Harvard a cada situación en función de la energía que necesites, tu nivel de actividad y tu metabolismo. Si el día ha sido activo, has entrenado o necesitas un extra de combustible, un plato de Harvard completo con carbohidratos integrales o tubérculos te aportará energía sostenida y una mejor recuperación muscular. En cambio, si es de noche, has estado más sedentario o buscas una cena ligera, una versión con más verduras, proteínas y grasas saludables y menos carbohidratos, será una mejor opción para evitar picos de glucosa innecesarios.

Si tienes resistencia a la insulina o problemas metabólicos, reducir los carbohidratos refinados y optar por los de menor impacto glucémico te puede ayudar a estabilizar el azúcar en sangre. Por otro lado, si tu metabolismo responde bien y entrenas con frecuencia, los carbohidratos pueden formar parte de una dieta equilibrada sin problema (figuras 5 y 6).

Lo importante no es eliminar ningún grupo de alimentos, sino hacer ajustes estratégicos.

Aprender a escuchar al cuerpo y darle lo que necesita en cada momento es la verdadera clave de la nutrición inteligente. No se trata de seguir reglas rígidas, se trata de desarrollar flexibilidad metabólica, permitiendo que el organismo utilice tanto carbohidratos como grasas como fuente de energía según el contexto. Adaptar, no excluir: esa es la mejor opción. Para mejorarlo, vamos a ver aspectos enriquecedores teniendo también en cuenta, por supuesto, la epigenética: la luz.

Comer con la luz del día

Comer con la luz del día en una ventana de unas doce horas no es una moda ni una manía, es pura biología. El cuerpo sigue un ritmo interno que no solo regula el sueño, también el metabolismo, la digestión y la forma en que usamos la energía. Por la mañana y la tarde las enzimas digestivas trabajan al máximo, la insulina hace bien su trabajo y los nutrientes se aprovechan de forma eficiente. Pero cuando cae la noche, el cuerpo cambia de misión: en vez de procesar comida, entra en modo reparación y descanso. Comer tarde es como intentar meter combustible en un coche apagado: la energía no se usa, se almacena.

Hay estudios que han demostrado que cenar temprano mejora la sensibilidad a la insulina, reduce la inflamación y hasta ayuda a dormir mejor. Por eso, disfrutar de un plato equidieta en las horas de luz es darle al cuerpo lo que necesita en el momento adecuado. No se trata de comer menos, sino de hacerlo cuando toca —hablaremos más de ello sobre cuándo comer en próximos capítulos—.

Colores que te sanan

La campaña «5 al día», nacida en Estados Unidos en 1991 gracias al National Cancer Institute (NCI) y la Produce for Better Health Foundation (PBH), marcó un antes y un después en la promoción del consumo diario de frutas y verduras. Su objetivo principal era fomentar el hábito de ingerir cinco raciones al día, asegurando la ingesta de nutrientes esenciales. Sin embargo, pronto quedó claro que no se trataba solo de cantidad, también de calidad y variedad. Así nació la idea de la dieta por colores, diseñada para equilibrar y diversificar la alimentación.

Añadir colores a tu dieta es más que un placer visual. Cada tonalidad en frutas y verduras nos habla de compuestos bioactivos llamados fitonutrientes, esenciales para el correcto funcionamiento del organismo. Estas sustancias, que también son responsables de los pigmentos de los alimentos, nos protegen de enfermedades crónicas e interactúan con la microbiota intestinal, ese universo microscópico que regula la salud y el bienestar. En la variedad está el secreto para mantenerla diversa, equilibrada y saludable.

El arcoíris en el plato

La dieta por colores se organiza en cinco grupos principales: blanco, rojo, verde, amarillo-naranja y morado. Cada uno aporta fitonutrientes específicos que trabajan en sinergia con las células y la microbiota, actuando como verdaderos guardianes de la salud.

Blanco: defensa inmunitaria y cardiovascular

Frutas y verduras blancas, como el ajo, cebolla, coliflor y plátano, contienen alicina y potasio. Estas sustancias ayudan a regular la presión arterial, reducir el colesterol y prevenir enfermedades cardiovasculares. También fortalecen el sistema inmunológico y protegen contra la diabetes tipo 2.

Rojo: corazón y memoria en forma

El tomate, la sandía, la fresa y la granada, entre otros, contienen licopeno y antocianinas. Estos compuestos antioxidantes protegen el sistema cardiovascular, refuerzan la memoria y mejoran la salud de la piel. El licopeno, especialmente presente en el tomate, es conocido por reducir el colesterol «malo» y prevenir diversos tipos de cáncer.

Verde: energía y protección

El brócoli, las espinacas y el kiwi destacan por su riqueza en clorofila, luteína y zeaxantina, antioxidantes que protegen la vista, refuerzan el sistema inmunológico y contribuyen al equilibrio hormonal. Además, el ácido fólico en este grupo es vital para prevenir malformaciones fetales y problemas cardiovasculares.

Amarillo-naranja: sistema inmune y piel radiante

Las zanahorias, naranjas, papayas y batatas son fuentes de betacarotenos y vitamina C. Estos nutrientes no solo cuidan la piel y la visión, también refuerzan la cicatrización y combaten inflamaciones. La piña y la papaya, con enzimas como la bromelina y la papaína, favorecen la digestión.

Morado: escudo antioxidante

Las moras, uvas tintas, berenjenas y remolachas obtienen su color de las antocianinas, potentes antioxidantes que combaten el

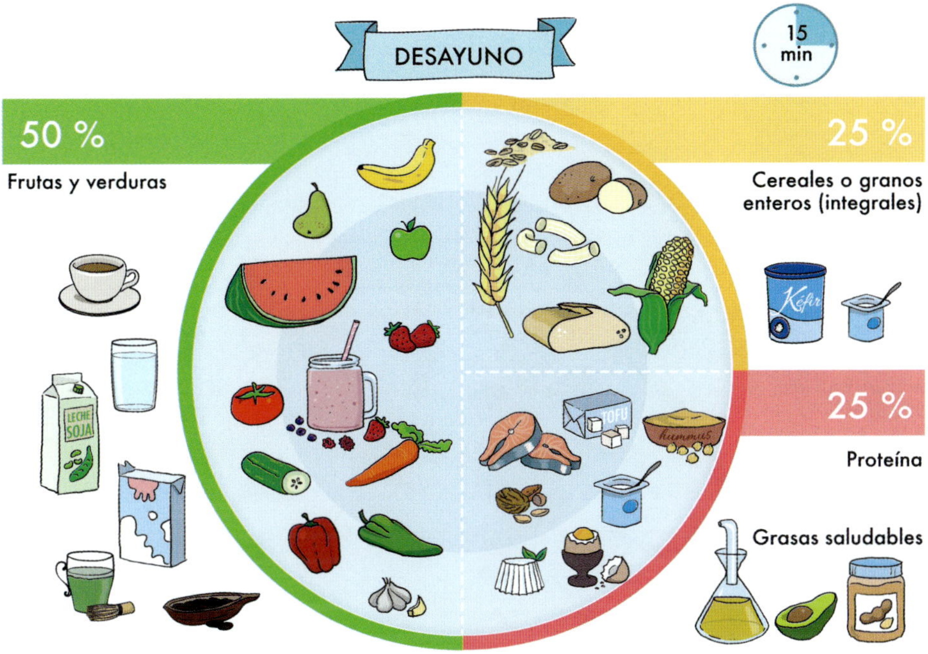

Figura 1. Plato Equidieta para el desayuno.

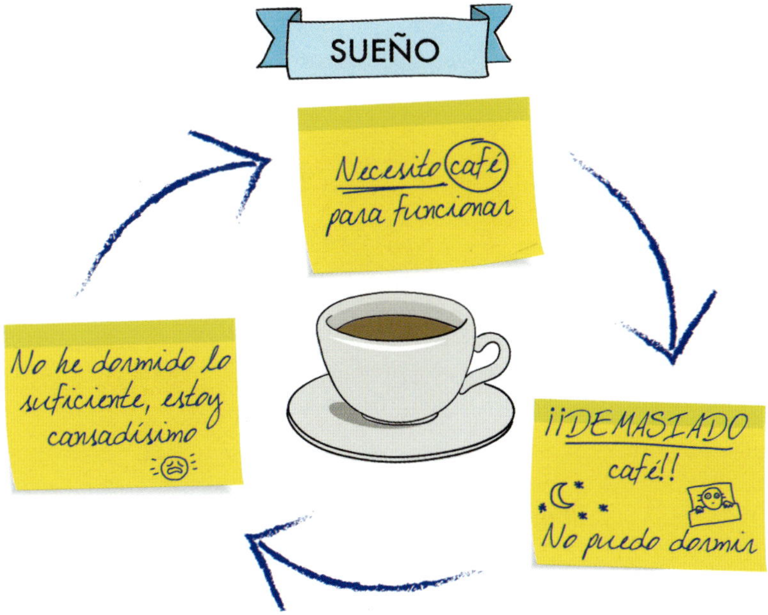

Figura 2. El café y su influencia en el sueño.

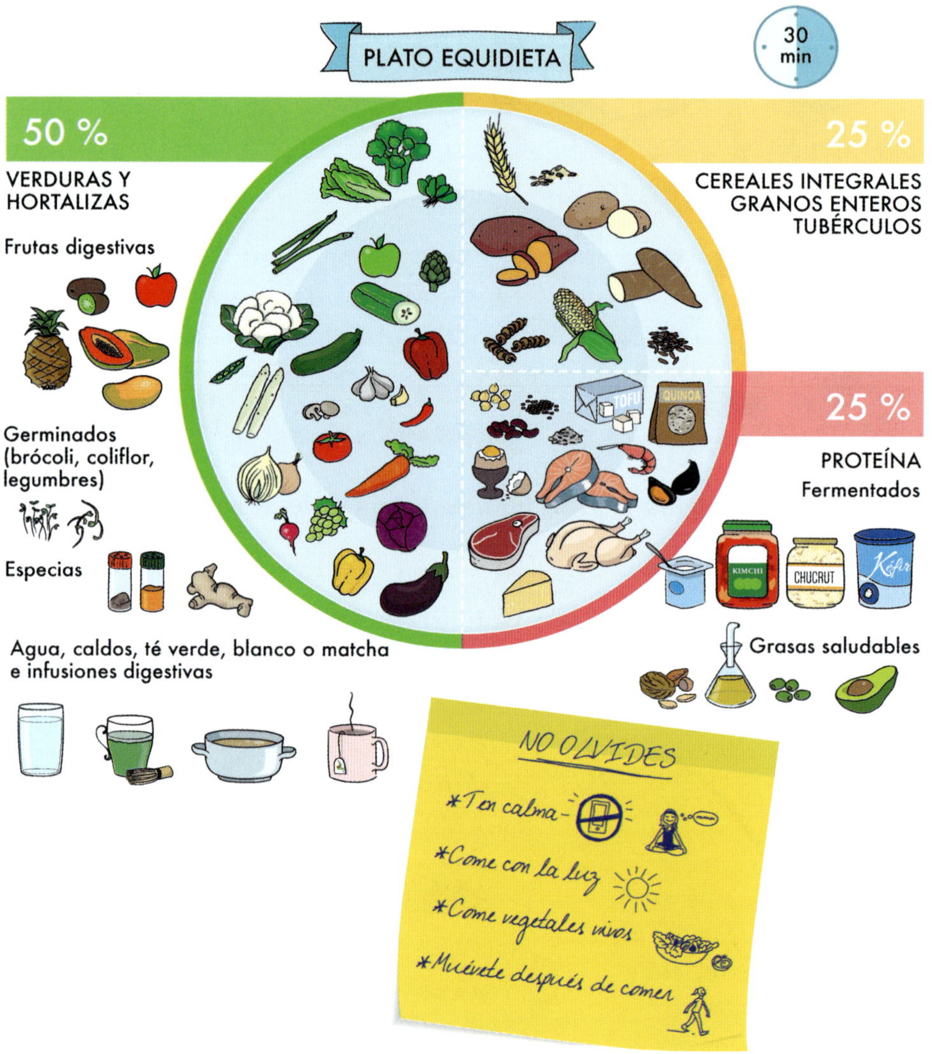

Figura 3. Plato Equidieta base.

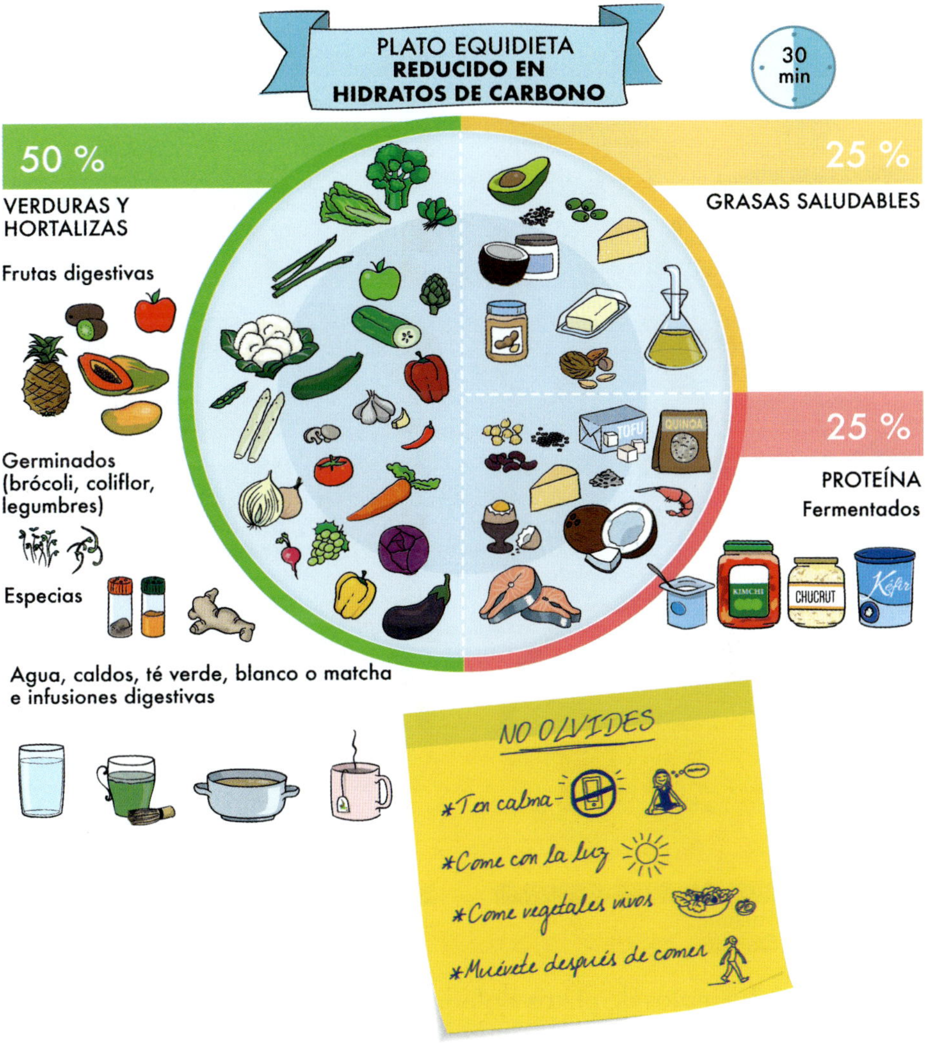

Figura 4. Plato Equidieta bajo en carbohidratos.

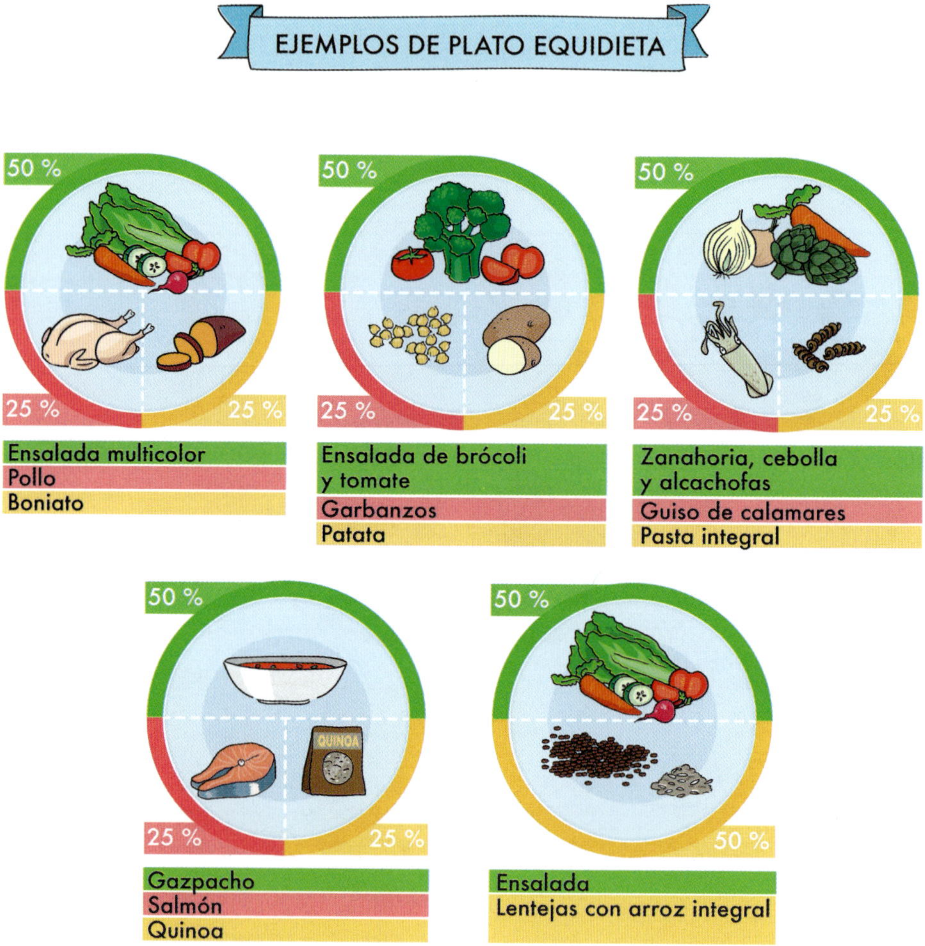

Figura 5. Ejemplos de platos Equidieta según preferencias de dieta.

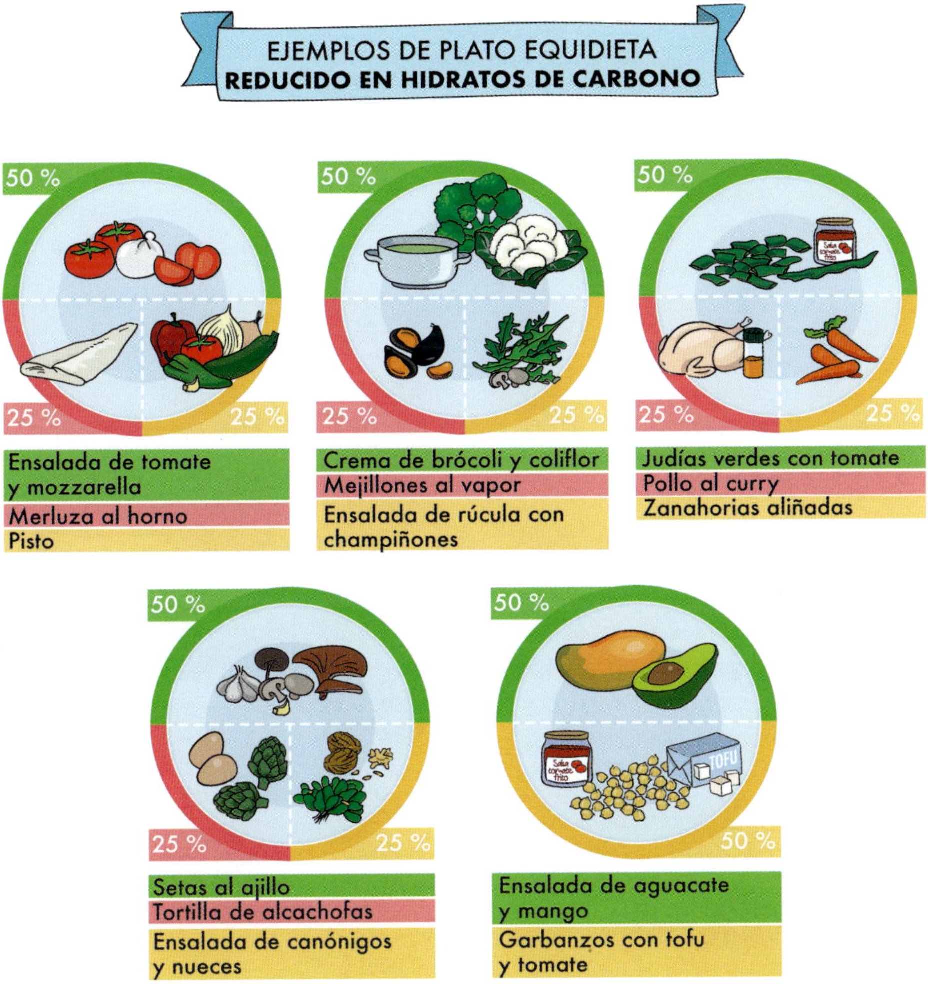

Figura 6. Ejemplos de platos Equidieta bajos en carbohidratos, según preferencias de dieta.

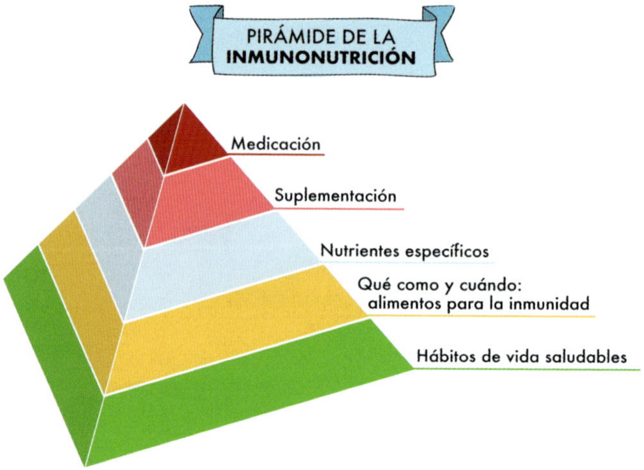

Figura 7. Pirámide de la inmunonutrición: ¿cómo debería ser la dieta para fortalecer el sistema inmunitario?

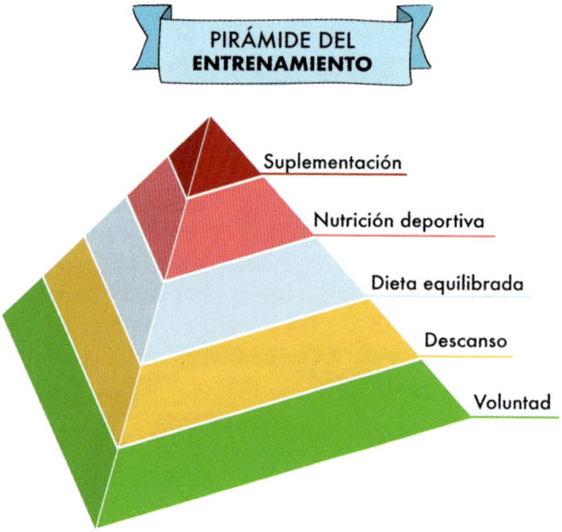

Figura 8. La base del entrenamiento no es la suplementación, sino la constancia, el descanso y un entrenamiento planificado.

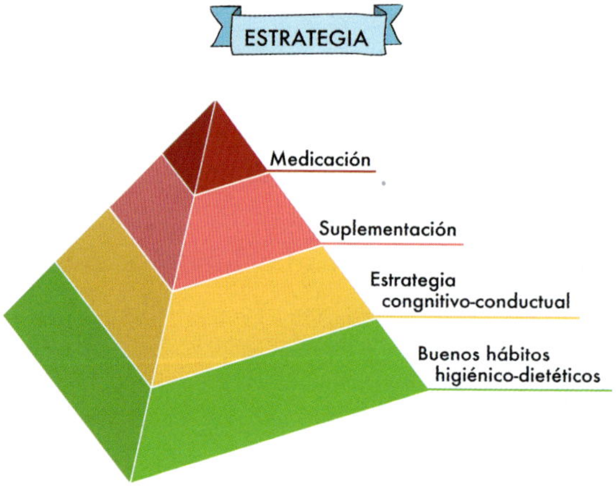

Figura 9. La clave para dormir bien es una buena estrategia.

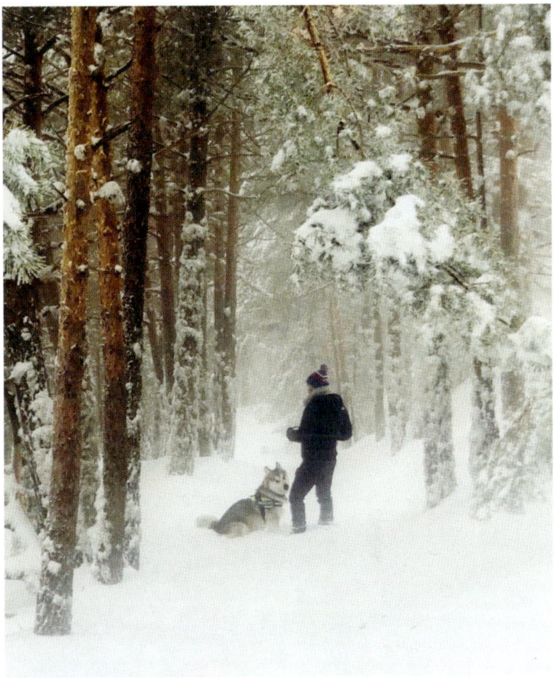

Invierno. Imagina caminar por un bosque cubierto de nieve, sintiendo el crujir bajo tus pies. Este contacto con la naturaleza no es solo una experiencia hermosa, sino una medicina para el cuerpo. Sumergirse en entornos naturales reduce el estrés, activa el sistema nervioso parasimpático y fortalece nuestro sistema inmune.

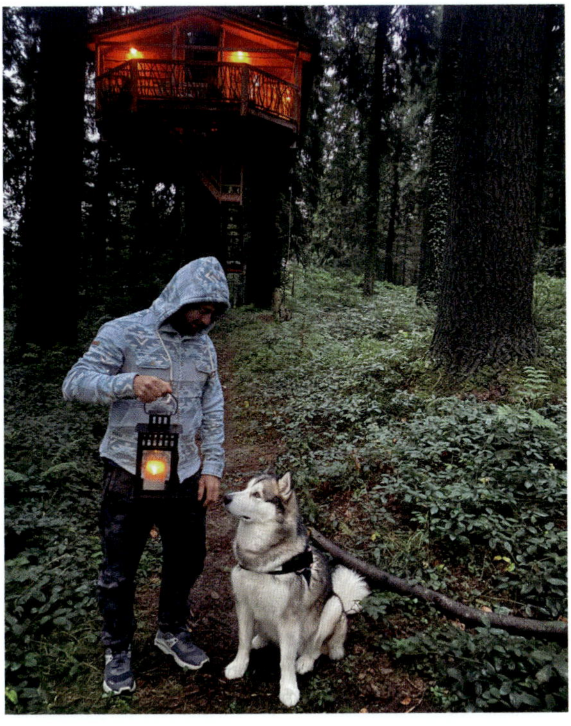

Otoño. Los baños de bosque o *shinrin-yoku* son una práctica muy común en Japón, se han documentado mejoras en el estado de ánimo, el sistema inmunológico y la calidad del sueño tras practicar estas caminatas conscientes.

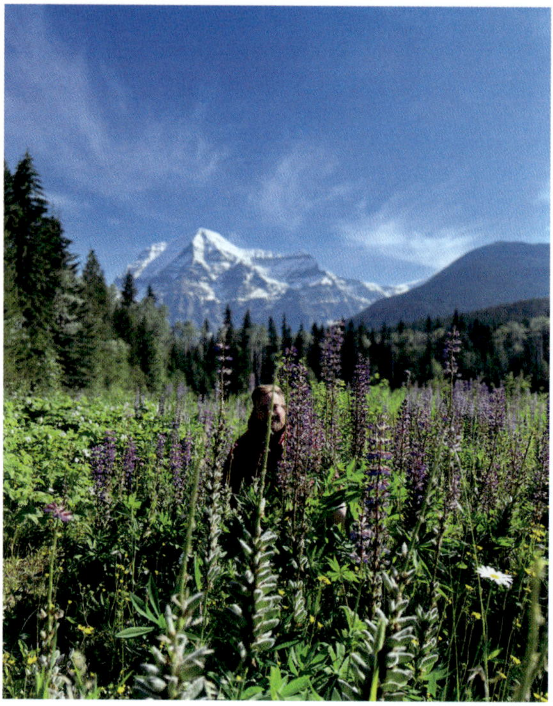

Primavera. Pasear entre árboles y contemplar la naturaleza es una de las terapias más efectivas para disminuir el exceso de cortisol, la hormona que aparece en situaciones de estrés, aumenta la grasa abdominal y deprime nuestro sistema inmunitario y la salud mental.

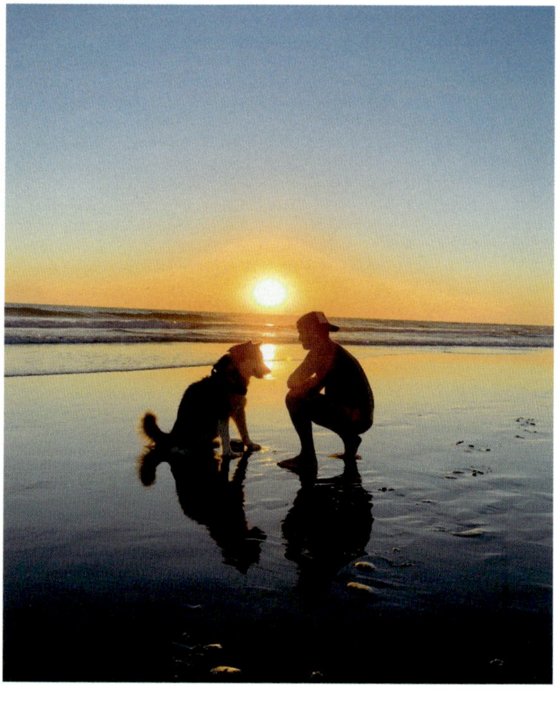

Verano. Caminar descalzo por la naturaleza reduce la inflamación, el estrés y el riesgo cardiovascular, además ayuda a regular tus niveles de glucosa.

envejecimiento celular y protegen contra enfermedades cardiovasculares y cánceres. Su capacidad para neutralizar los radicales libres es clave para la prevención de enfermedades crónicas.

Los arándanos son ricos en unos polifenoles, esos compuestos naturales que se encuentran en frutas, verduras, té verde o cacao, y que tienen impacto en la regulación epigenética, en cómo leemos nuestro libro genético con respecto al envejecimiento, la inflamación y la prevención de enfermedades.

Grábatelo a fuego
Busca la salud primero en las fruterías, no en las farmacias.

Al integrar colores en tu dieta diaria no solo estás agregando vitaminas y minerales, también pequeñas moléculas bioactivas que actúan como protectores invisibles de tu salud. La microbiota intestinal florece con esta diversidad, favoreciendo un metabolismo equilibrado, un sistema inmune robusto y una mente más clara. Y epigenéticamente, estás activando genes asociados a la longevidad y el bienestar.

En resumen: buscar pigmentos protectores en la frutería es mucho más efectivo que encontrarlos en cápsulas. Los fitonutrientes nutren y forman parte de un todo que no puede ser replicado por la industria. En el arcoíris de los alimentos se esconden beneficios indudables para tu salud. La dieta por colores no es un enfoque «cien por cien científico» en el sentido de ser un sistema formal respaldado por ensayos clínicos, pero se basa en principios científicos válidos relacionados con los fitonutrientes, la diversidad alimentaria y la salud de la microbiota. Es una herramienta útil para educar y motivar a las personas a consumir más frutas y verduras, especialmente en un contexto donde muchas dietas son monótonas y pobres en vegetales. Si se aplica junto con otros principios de alimentación saludable —equilibrio, moderación y variedad—, puede ser una estrategia efectiva para mejorar la salud y prevenir enfermedades.

¿Y tú? ¿Qué colores incluirás en tu plato hoy para cuidar tu microbiota y tu salud?

Proteínas variadas y de origen vegetal

Enhorabuena si eres vegano o vegetariano porque aquí tienes los deberes hechos. Es importante optar por fuentes de proteína de origen vegetal y no solo animal: tu salud y la del planeta te lo agradecerán. Incluir fuentes vegetales de proteínas como legumbres, tempeh, seitán, tofu o frutos secos te ayudarán a que vivas mejor. Al menos el 50 % de tus proteínas deberían ser de origen vegetal, aportando fibra y fitonutrientes que favorecen tu salud digestiva y cardiovascular.

Reduce la carne procesada. Pero ¿y la carne roja «natural»?

Durante años se nos ha hecho creer que la carne es imprescindible, que siempre la hemos comido y que sin ella la alimentación es incompleta. Pero no solo no es necesaria, sino que reducir su consumo, especialmente el de carne roja y procesada, y sustituirla por proteínas vegetales como legumbres, frutos secos y tofu es una decisión inteligente para la salud y el metabolismo. No se trata de eliminarla por completo, se trata de elegir mejor y entender cómo ciertos alimentos impactan en el cuerpo.

Y si hay una carne que sí deberíamos evitar en la medida de lo posible es la carne procesada. No es una exageración ni una moda: la Organización Mundial de la Salud ha clasificado la carne procesada como carcinógena para los humanos (Grupo 1), lo que significa que hay evidencia suficiente de que su consumo habitual aumenta el riesgo de cáncer, especialmente colorrectal.

La carne procesada no es simplemente carne. Se trata de productos cárnicos que han pasado por curado, salazón, ahumado o la adición de conservantes químicos para mejorar su conservación y sabor. Esto incluye embutidos, salchichas, jamón curado, beicon y carnes enlatadas.

Por ley, para impedir la proliferación de bacterias peligrosas y mantener su color y sabor durante más tiempo, estos productos contienen nitratos (E-251, E-252) y nitritos (E-249, E-250). Su función es clara: actuar como conservantes y evitar el crecimiento de microorganismos dañinos. Pero aquí está el problema: una vez en el cuerpo, estos compuestos pueden transformarse en sustancias altamente reactivas llamadas nitrosaminas, que tienen un potencial carcinogénico demostrado.

¿CÓMO SE FORMAN LAS NITROSAMINAS?

El problema de los nitritos y nitratos no es que sean tóxicos por sí solos, sino lo que sucede cuando entran en contacto con ciertas condiciones en el cuerpo.

— En el intestino y el estómago, los nitritos pueden reaccionar con los jugos gástricos y las aminas presentes en otros alimentos, especialmente en proteínas de origen animal, generando nitrosaminas.
— Cuando cocinamos la carne a altas temperaturas, como al freír, asar o tostar embutidos, los nitritos se transforman aún más fácilmente en nitrosaminas.
— La microbiota intestinal también juega un papel, ya que ciertas bacterias en el colon pueden favorecer la conversión de los nitratos en nitrosaminas, aumentando el daño celular.

Estas nitrosaminas son altamente reactivas y han sido vinculadas con daños en el ADN, inflamación crónica y un mayor riesgo de cáncer, especialmente en el colon y el estómago. Es por eso que la Agencia Internacional para la Investigación del Cáncer (IARC) considera que el consumo frecuente de carne procesada aumenta significativamente el riesgo de cáncer colorrectal.

Los estudios han encontrado que comer cincuenta gramos de carne procesada al día —lo que equivale a dos lonchas de beicon o una salchicha— aumenta el riesgo de cáncer colorrectal en un 18 %. Y este no es el único efecto negativo: la carne procesada también se ha relacionado con mayor inflamación sistémica, resistencia a la insulina y un impacto negativo en la microbiota intestinal, factores que pueden derivar en enfermedades metabólicas y cardiovasculares.

La carne roja —vacuno, cerdo, cordero y caballo— no pasa por procesos industriales tan agresivos como la carne procesada, pero su consumo elevado también ha sido relacionado con el cáncer y enfermedades metabólicas. La IARC la ha clasificado en el Grupo 2A, es decir, «probablemente carcinógena para los humanos», ya que se ha encontrado una asociación entre su consumo habitual y un mayor riesgo de cáncer colorrectal, de páncreas y de próstata.

Uno de los aspectos clave en la carne roja es su alto contenido en hierro hemo, un tipo de hierro altamente biodisponible, pero que en exceso puede generar estrés oxidativo en el cuerpo, favoreciendo procesos inflamatorios y daño celular. Este puede interactuar con los nitritos en el intestino y potenciar aún más la formación de nitrosaminas, lo que podría explicar por qué las carnes rojas también están vinculadas a un mayor riesgo de cáncer digestivo.

Pero más allá del cáncer, el exceso de carne roja también ha sido asociado con un mayor riesgo de enfermedades cardiovasculares, resistencia a la insulina y diabetes tipo 2, en gran parte debido a su contenido en grasas saturadas y a su efecto inflamatorio cuando se consume en exceso y de forma frecuente.

Estudios han identificado patrones específicos de daño en el ADN, conocidos como firmas mutacionales, en tumores colorrectales de personas con dietas ricas en carne roja. Estos daños, denominados alquilantes, resultan de compuestos formados tras la ingesta de carne roja, sugiriendo una conexión directa entre su consumo y mutaciones genéticas que pueden conducir al cáncer. Una firma mutacional es como una huella dactilar en el ADN que revela cómo ciertos factores, como el consumo de carne roja, la exposición al humo del tabaco o a la luz ultravioleta, han causado mutaciones específicas en las células. Aunque la evidencia es menos concluyente, algunos estudios sugieren una posible asociación entre el consumo elevado de carne roja y un mayor riesgo de cáncer de mama y próstata.

¿Entonces debemos eliminar la carne? La evidencia científica no dice que nunca debamos comerla, pero sí deja claro que la procesada debería reducirse al mínimo; que el consumo de carne roja ha de ser moderado, priorizando la calidad —de ganadería extensiva y alimentación natural— y evitando cocciones agresivas que favorezcan la formación de compuestos dañinos; y que optar por fuentes de proteína vegetal como legumbres, frutos secos y tofu se asocia con menor inflamación, mejor control metabólico y menor riesgo de enfermedades cardiovasculares y cáncer.

La idea de que la carne es indispensable es un mito. La hemos comido siempre, sí, pero nuestros ancestros no comían embutidos ultraprocesados llenos de aditivos ni tenían acceso a carne roja en cantidades industriales. Hoy sabemos que reducir el consumo de carne procesada y priorizar proteínas vegetales es posible y un acierto para la prevención de enfermedades. Lo importante no es solo lo que comemos, sino cómo afecta al cuerpo, a los genes y a la salud a largo plazo. Y si tenemos el conocimiento, tenemos el poder de decidir mejor.

Los fermentados

Incluir alimentos fermentados en la dieta diaria es clave para potenciar el bienestar general. La evidencia nos dice que el consumo regular de productos como yogur, kéfir, chucrut o kimchi está asociado con una mejora en la diversidad y equilibrio de la microbiota intestinal, lo que impacta positivamente en el sistema inmunológico, la digestión y la prevención de enfermedades metabólicas y crónicas. Sin una dieta sana y equilibrada que incorpore este tipo de alimentos, es difícil alcanzar niveles óptimos de salud y energía, ya que la microbiota juega un papel esencial en la absorción de nutrientes, la regulación de la inflamación y la comunicación entre el intestino y el cerebro.

Un poco de historia. ¿Desde cuándo comemos yogur?

La leche de vaca es un alimento básico en la alimentación humana y ha formado parte de nuestra dieta durante, al menos, los últimos diez mil años. Posiblemente, hace 5000 años a. C. ya conocíamos el yogur, y fue un campesino tártaro el que, sin quererlo, descubrió un alimento que perduraría durante siglos por su valor nutritivo y propiedades saludables. Se tiene constancia de que los pueblos nómadas transportaban la leche fresca en sacos de piel de cabra. Gracias al calor y el contacto con la piel, millones de bacterias fermentaban la leche, convirtiéndola en una masa coagulada. Cuando estas bolsas se vaciaban y volvían a llenarse, los residuos de fermentos que quedaban en la piel permitían la fermentación de la leche.

Curiosidad
En el siglo xvi, el yogur llegó a Europa como remedio medicinal. El médico del sultán Solimán el Magnífico envió yogur a Francia para tratar la diarrea del rey Francisco I. Este fue el primer uso documentado del yogur con fines medicinales en Europa, marcando el inicio de su reputación como alimento saludable.

Lo que ocurría con la leche en la piel de cabra era una fermentación láctica en la que la acción de las bacterias *Lactobacillus bulgaricus* y *Streptococcus thermophilus* coagulaba la leche, otorgándole una estructura semisólida y cremosa. Los fermentos vivos o bacterias son los responsables de transformar la leche en un derivado lácteo de gran valor nutricional, al que se le han otorgado propiedades saludables desde hace siglos.

Valor nutricional del yogur

Sin duda, el yogur es un alimento con una elevada densidad de nutrientes y pocas calorías:

— Proteínas de calidad. Su principal característica es su contenido en proteínas de alto valor biológico (tres gramos por cada cien gramos de yogur tradicional). Estas proteínas son muy completas, ya que contienen todos los aminoácidos esenciales, contribuyendo al mantenimiento de la masa muscular.

— Una buena fuente de calcio. Además de calcio, el yogur aporta fósforo, magnesio, potasio, zinc y yodo. Dos yogures proporcionan aproximadamente trescientos cincuenta miligramos de calcio, lo que facilita alcanzar los ochocientos-mil miligramos diarios recomendados. A diferencia de otros alimentos vegetales que contienen antinutrientes como la fibra, el calcio del yogur es más fácilmente asimilable.
— Vitaminas. El yogur entero contiene cantidades apreciables de vitaminas liposolubles (A y D, y algo de E y K2). Todos los yogures, incluso los desnatados, tienen vitaminas del grupo B (B12 y B2).
— Lactosa. Contiene cuatro gramos de hidratos de carbono por cada cien gramos, principalmente lactosa, un azúcar natural que también incluye pequeñas cantidades de oligosacáridos beneficiosos para la microbiota intestinal.
— Grasa natural. Los tres gramos de grasa por cada cien gramos de yogur incluyen ácidos grasos de cadena corta y media, fáciles de absorber. La grasa láctea, lejos de ser perjudicial, está asociada con una menor incidencia de diabetes tipo 2, síndrome metabólico y obesidad.

Fermentos vivos y microbiota intestinal

Un gran estudio mostró que el consumo regular de yogur está asociado con una reducción del 20 % en el riesgo de desarrollar diabetes tipo 2. Esto se debe al efecto positivo de los probióticos sobre la microbiota intestinal, que mejora la sensibilidad a la insulina y reduce la inflamación crónica.

Otras dos opciones saludables son el skyr y el kéfir. El primero, originario de Islandia, es un producto fermentado entre yogur y queso fresco, rico en proteínas —tres veces más que el yogur tradicional— y bajo en grasa. Es ideal para deportistas. El kéfir, fermentado por bacterias y levaduras, es un alimento probiótico de alto valor nutricional. Es rico en proteínas, calcio y triptófano, un precursor de la serotonina. En casos leves de intolerancia a la lactosa es una alternativa excelente, ya que su lactosa está parcialmente descompuesta.

Cuando consumas yogures, kéfir o skyr, revisa la etiqueta: más de cuatro o cinco gramos de azúcares por cada cien indican que se han añadido azúcares, lo que convierte un alimento saludable en uno menos recomendable. En el caso del yogur, lo ideal es elegirlo natural entero, con toda su grasa y sin azúcar añadido. Puedes personalizarlo con tus ingredientes preferidos.

Una de mis recetas favoritas, que bien podría ser un postre saludable o una cena, consiste en agregar al yogur dos o tres nueces, una cucharada de chía hidratada, un puñado de frutos rojos —frambuesas, arándanos, fresas, moras o granada—, un toque de chocolate puro rallado —más del 90 % de cacao— y canela o vainilla natural. Puedes sustituir los frutos rojos por otras frutas para facilitar la digestión, especialmente si tienes problemas digestivos. Por ejemplo, por trozos de piña o papaya. Añadir rodajas de kiwi para un toque ácido y exótico. O si prefieres sabores más dulces, optar por mango en pequeñas cantidades.

Aquí tienes el porqué de las propiedades de estas frutas.

Piña	Contiene bromelina, una enzima proteolítica que ayuda a descomponer proteínas, mejorando la digestión. También tiene propiedades antiinflamatorias y favorece la absorción de nutrientes.
Papaya	Rica en papaína, otra enzima proteolítica que facilita la digestión de proteínas. Es conocida por aliviar molestias digestivas como hinchazón o indigestión.
Mango	Contiene amilasas, que descomponen carbohidratos complejos en azúcares simples, facilitando la digestión de alimentos ricos en almidón.
Kiwi	Rico en actinidina, una enzima que mejora la digestión de proteínas al descomponerlas en aminoácidos. También es una fruta rica en fibra, lo que apoya el tránsito intestinal.
Manzana	Contiene pectina, que ayuda a la digestión, promueve una microbiota saludable y aporta saciedad

Los prebióticos

Los prebióticos son componentes alimentarios, principalmente fibras vegetales no digeribles, que sirven de alimento para las bacterias beneficiosas de la microbiota. Si imaginamos el intestino como una selva, los prebióticos son como la vegetación que sostiene la vida del ecosistema. Sin ellos no puede haber una microbiota diversa y equilibrada, lo que repercute directamente en nuestra salud epigenética, inmunológica y metabólica. Una microbiota desnutrida es como una selva sin árboles: las especies desaparecen, el equilibrio se rompe y el ecosistema entero comienza a colapsar.

Para mantener esta «selva» intestinal sana es esencial incluir alimentos ricos en prebióticos en el plato, como ajo, cebolla, espárragos, alcachofas, plátanos, manzanas, avena, legumbres y semillas. Sin esta diversidad de alimentos, ciertas especies de bacterias beneficiosas no reciben el alimento que necesitan y comienzan a disminuir o incluso desaparecer, afectando a otras especies y debilitando la microbiota en su conjunto. De aquí surge la paradoja: muchas personas recurren a la farmacia para comprar probióticos, pero si no proporcionan prebióticos en la dieta, esas bacterias que ingieren no tendrán con qué subsistir y el beneficio será limitado.

Un ejemplo claro en la naturaleza es lo que ocurrió en Yellowstone, donde la desaparición de los lobos, un depredador clave, desató un caos en el ecosistema. Sin lobos, la población de ciervos creció descontroladamente, consumiendo en exceso las plantas jóvenes y afectando gravemente a otras especies que dependían de la vegetación.

Los germinados, brotes llenos de vitaminas

Imagina una semilla que despierta y empieza a transformarse en planta. En ese momento está en su punto máximo de vitalidad, activando nutrientes y multiplicando sus beneficios. Así son los germinados, pequeñas bombas de energía cargadas de enzimas, vitaminas y antioxidantes. Más que un toque decorativo para ensaladas, es un alimento con un enorme potencial que ha sido parte de la alimentación humana desde tiempos ancestrales.

Los germinados no son más que semillas en pleno proceso de crecimiento. Durante la germinación, los nutrientes que estaban «dormidos» en la semilla se activan, las proteínas se vuelven más digeribles, los carbohidratos complejos se transforman en azúcares más accesibles y las vitaminas se multiplican. Además, este proceso reduce los antinutrientes, sustancias que dificultan la absorción de minerales como el hierro y el zinc. Es como si la semilla se preparara para convertirse en una planta y en el camino potenciara sus nutrientes para darnos lo mejor de ella en un solo bocado.

Algunos germinados destacan por su contenido en enzimas activas, que facilitan la digestión y la absorción de los alimentos. Estas enzimas ayudan a descomponer carbohidratos y proteínas, lo que mejora la tolerancia digestiva y reduce la sensación de hinchazón. Entre los más ricos en enzimas digestivas se encuentran los germinados de lentejas, que mejoran la digestión de legumbres y reducen su efecto fermentativo; los de alfalfa, ligeros y fáciles de digerir, que aportan frescura sin sobrecargar el sistema digestivo; y los de rábano, de sabor ligeramente picante que pueden estimular la producción de jugos digestivos.

Durante la germinación aumentan los niveles de vitamina C, ácido fólico y algunas vitaminas del grupo B, nutrientes esenciales para la inmunidad y el metabolismo. También mejora la absorción de minerales como el hierro, el magnesio y el calcio, gracias a la reducción de los antinutrientes.

Los germinados aportan fibra fermentable, que ayuda a alimentar las bacterias beneficiosas del intestino, favoreciendo una microbiota equilibrada y una mejor digestión. En legumbres y cereales germinados, las proteínas son más fáciles de digerir y absorber, lo que los convierte en un excelente complemento proteico, especialmente en dietas basadas en vegetales. Además, durante la germinación se generan compuestos antioxidantes como los polifenoles y flavonoides, que ayudan a proteger las células del daño oxidativo. Un caso especial son los germinados de brócoli, que contienen sulforafano, un compuesto bioactivo con propiedades estudiadas en la protección celular.

Un clásico de la alimentación asiática

Los germinados de soja son, probablemente, uno de los brotes más conocidos y consumidos en todo el mundo, especialmente en la cocina asiática. Técnicamente, lo que solemos llamar brotes de soja en el supermercado suele provenir de la soja mungo, una legumbre diferente de la soja tradicional, pero con propiedades muy similares.

Estos brotes aportan proteínas vegetales más digestibles, ya que la germinación mejora su biodisponibilidad y reduce los antinutrientes presentes en la soja cruda. Son ricos en fibra, lo que favorece el tránsito intestinal y mejora la salud digestiva. También destacan por su contenido en vitaminas del grupo B y vitamina C, además de ser bajos en calorías y con un alto contenido en agua, lo que los convierte en un ingrediente ligero y refrescante.

Los brotes de soja pueden incluirse en la alimentación de muchas maneras. Son perfectos en salteados rápidos con verduras y tofu o pollo, en ensaladas crujientes, en sopas y caldos como el ramen o la sopa miso, y en wraps o rollitos de arroz para un toque fresco y crujiente. Se pueden encontrar en tiendas especializadas, mercados o supermercados, y también pueden prepararse en casa con semillas de calidad. Son muy versátiles y los puedes añadir a prácticamente cualquier plato. Así que la próxima vez que veas esos pequeños brotes verdes en tu plato, recuerda que no son solo un toque decorativo, son una explosión de vida y nutrientes en su estado más puro.

El fascinante reino Fungi

El reino Fungi, al que pertenecen los hongos, es una maravilla de la naturaleza que a menudo pasa desapercibido. No son plantas ni animales, pero su importancia en los ecosistemas es inmensa.

Los hongos actúan como conectores subterráneos en los bosques, formando redes llamadas micorrizas. Estas redes miceliales unen las raíces de los árboles y permiten que intercambien nutrientes, agua e incluso señales de advertencia ante amenazas como enfermedades o plagas. Es como si el bosque tuviera su propia Internet natural, y los hongos fueran los cables que lo hacen funcionar. Los beneficios son muchos:

— Fortalecen el sistema inmune. Contienen beta-glucanos, fibras especiales que estimulan nuestras defensas naturales.
— Son ricos en antioxidantes. Compuestos como la ergotioneína combaten el daño oxidativo y pueden ayudar a prevenir enfermedades crónicas.
— Son ricos también en proteínas vegetales. Por lo que son especialmente útiles en dietas veganas y vegetarianas.
— Son bajos en calorías y grasas. Por tanto, ideales para incluir en dietas equilibradas.
— Tienen vitamina D2. Aunque en cantidades moderadas, pueden contribuir a los niveles de esta vitamina esencial.

Curiosidad
Los hongos son una fuente natural de ergosterol, un compuesto que, al ser expuesto a la luz solar, se transforma en vitamina D2, esencial para la salud ósea y el sistema inmunológico entre otras muchas otras funciones. Estudios han demostrado que dejar los hongos frescos al sol, con las láminas hacia arriba, de treinta a sesenta minutos puede aumentar su contenido de vitamina D2 hasta en un 400 %. Este método es sencillo y convierte a los hongos en una fuente rica de vitamina D2, ideal para quienes viven en regiones con baja exposición solar o siguen dietas veganas o vegetarianas. Incorporar este sencillo hábito no solo potencia los beneficios nutricionales de los hongos, también representa una forma natural de enriquecer la dieta con esta vitamina crucial.

Más adelante aprenderás mucho más de la vitamina D y su relación con la salud.

MENOS SAL ES MÁS VIDA

La sal ha sido un pilar en la historia de la humanidad, desde moneda de intercambio hasta conservante de alimentos, pero su exceso en la dieta moderna se ha convertido en un enemigo silencioso. Aunque es esencial para el funcionamiento del cuerpo, el problema surge cuando la consumimos en cantidades muy superiores a las que el organismo necesita.

Demasiada sal puede pasarnos factura. Estudios recientes han demostrado que un consumo elevado de sodio se asocia con un aumento significativo en el riesgo de enfermedades cardiovasculares y accidentes cerebrovasculares. No se trata solo de la presión arterial, sino de un efecto acumulativo que, con los años, deja al cuerpo más seco que una galleta en el desierto. Cuando el sodio se dispara, los riñones deben trabajar a marchas forzadas para eliminar el exceso, lo que puede provocar daños renales y aumentar la retención de líquidos, hinchazón e inflamación.

Reducir solo cuatro o cinco gramos de sal al día puede marcar la diferencia: la presión arterial baja y, con ello, el riesgo de enfermedades cardiovasculares se reduce de manera significativa. Pequeños cambios se traducen en años de vida más saludables. El problema es que muchos de los alimentos que consumimos esconden más sal de la que imaginamos, desde el pan hasta los ultraprocesados, por lo que tomar conciencia y leer etiquetas es clave.

Y si hablamos de excesos, hay quienes defienden beber agua de mar como fuente de salud. Pero no somos delfines, y lo que para ellos es vida, para nosotros es un cóctel deshidratante. Su altísimo contenido en sodio provoca el efecto contrario al deseado: en lugar de hidratarnos nos deja más secos que un viejo anzuelo al sol. Por lo que si buscas equilibrio, mejor quédate con el agua dulce y la sal en su justa medida.

Ahora que ya sabes que reducir el consumo de sal es más que recomendable, puedes ayudarte en las comidas añadiendo hierbas frescas, como albaca, perejil o cilantro, y especias como cúrcuma, jengibre, pimienta negra, romero, tomillo, eneldo o romero, con beneficios antiinflamatorios y antioxidantes.

No todo el campo es orégano, pero esta humilde hierba concentra un tesoro de propiedades científicas: antioxidante, antimicrobiano y protector de la salud, demostrando que la naturaleza a menudo guarda sus mayores virtudes en los detalles más pequeños.

Ajusta las grasas saludables

Las grasas saludables como el aceite de oliva virgen extra —rico en omega-9—, el aguacate, los frutos secos y las semillas de chía o lino —fuentes de omega-3 y omega-6— son fundamentales en cada plato. El oro líquido es un placer gastronómico y un aliado para la salud: el aceite de oliva virgen extra, rico en compuestos bioactivos, protege el metabolismo, reduce la inflamación y es la joya indiscutible entre las grasas saludables. Los omega-3 y los omega-6 son esenciales, pero su equilibrio es esencial: un exceso de omega-6 frente al omega-3 puede favorecer la inflamación en el cuerpo.

Las semillas de chía y lino destacan por su contenido en ácido alfa-linolénico (ALA), un tipo de omega-3 de origen vegetal que, aunque beneficioso, no es igual al marino (EPA y DHA) presente en pescados grasos, ya que el cuerpo convierte el ALA en EPA y DHA de forma limitada. Incorporar estos alimentos ayuda a mejorar este balance y aprovechar sus propiedades antiinflamatorias, además de proteger el corazón, regular el colesterol y cuidar el cerebro. Estas grasas facilitan igualmente la absorción de vitaminas liposolubles como la A, D, E y K, haciendo que cada comida sea una inversión en bienestar.

¿Beber agua con las comidas?

Veamos lo que dice la ciencia respecto a tomar agua mientras comes.

Hidratación y función digestiva

El agua ayuda a descomponer los alimentos, facilita su paso a través del sistema digestivo y mejora la absorción de nutrientes.

No diluye los jugos gástricos ni ralentiza la digestión de manera significativa, como se ha creído popularmente.

Saciedad y control del apetito

Beber agua durante una comida puede contribuir a una sensación de saciedad, ayudando a controlar el tamaño de las porciones y a evitar el consumo excesivo de calorías. Esto es especialmente útil para quienes buscan mantener un peso saludable.

Casos específicos

En personas con problemas como reflujo gastroesofágico, beber demasiada de golpe podría empeorar los síntomas al aumentar la presión en el estómago. En estas situaciones, lo recomendable es beberla en pequeños sorbos en lugar de grandes cantidades.

Temperatura del agua

La temperatura no tiene un impacto significativo en la digestión, aunque si está muy fría podría causar molestias en personas sensibles. Lo más cómodo es tomarla a temperatura ambiente o ligeramente fría.

Beber agua durante las comidas no solo es seguro, sino que puede ser beneficioso para mantenerte hidratado y favorecer una digestión saludable. La clave está en hacerlo con moderación y según tus necesidades individuales, evitando excesos que puedan generarte incomodidad.

Algunos pacientes me han contado que les han prohibido beberla en las comidas porque, según ciertos pseudosanitarios, «engorda más» o «diluye los jugos gástricos», todo esto sin una causa médica justificada. Lo único que se diluyó fue el sentido común… ¡y casi se ahogan intentando pasar el bocado sin un sorbo de agua! Así que, si tienes sed mientras comes, bebe sin miedo, ya que el agua es tu aliada también en el proceso digestivo. Otras bebidas saludables y nutritivas son los caldos caseros, las infusiones digestivas de postre: manzanilla, jengibre, anís e hinojo pueden ayudarte y mucho a tener una buena digestión.

La importancia de reducir el azúcar añadido y los ultraprocesados

El plato de los alimentos es una herramienta visual que nos recuerda la importancia de priorizar ingredientes frescos y mínimamente procesados en la dieta diaria. Uno de los principales enemigos de este equilibrio es el consumo excesivo de azúcar añadido y alimentos ultraprocesados, que suelen ser ricos en calorías vacías, grasas de mala calidad y aditivos innecesarios. Los azúcares añadidos, presentes en refrescos, dulces, bollería y muchos alimentos procesados, no solo aportan energía de forma rápida, también contribuyen a picos de glucosa en sangre que favorecen el hambre constante, el aumento de peso y el riesgo de enfermedades como diabetes tipo 2 y caries dentales. Limitar su uso no significa privarnos de disfrutar la comida, significa optar por alternativas naturales como frutas frescas, especias como la canela o alimentos endulzados con moderación para mantener la salud a largo plazo.

Los ultraprocesados, además, desplazan opciones más nutritivas en la dieta. Aunque son rápidos y convenientes, suelen estar diseñados para ser altamente palatables, fomentando el consumo excesivo y contribuyendo a desequilibrios metabólicos y obesidad. Reducirlos en favor de alimentos reales, como verduras, proteínas magras, legumbres y grasas saludables, no solo mejora la calidad de la dieta, también protege nuestra salud metabólica y cardiovascular. Elegir alimentos naturales y equilibrados en el plato es una inversión directa en bienestar y longevidad. Es hora aumentar el consumo de alimentos desnudos, sin envases ni etiquetas.

Los carbohidratos enteros y no refinados

Dentro de los carbohidratos, la elección de alimentos enteros como cereales integrales —arroz integral, avena, quinoa—, tubérculos como la patata, el boniato o la yuca, es crucial para mantener una dieta equilibrada y sostenible. A diferencia de los carbohidratos refinados, como el pan blanco, el arroz blanco o los productos de harina refinada, los enteros contienen fibra, vitaminas y minerales que favorecen una digestión más lenta y equilibrada. Esto ayuda a mantener niveles estables de glucosa en sangre, previniendo picos y caídas que suelen generar fatiga, hambre constante y riesgo de desarrollar resistencia a la insulina.

Regular la glucosa en sangre es fundamental para quienes viven con diabetes, para prevenir enfermedades metabólicas y mantener niveles óptimos de energía. Los carbohidratos no refinados, al ser absorbidos más lentamente, aportan energía sostenida y mejoran la salud intestinal gracias a su fibra, que también promueve una microbiota equilibrada. Incluir estos alimentos como base de los carbohidratos en el plato, en combinación con proteínas y grasas saludables, asegura una dieta que favorece tanto la salud metabólica como el bienestar general.

No eres lo que comes, eres lo que absorbes

La digestión empieza en la boca, donde las amilasas, enzimas presentes en la saliva, comienzan a descomponer los carbohidratos. Masticar bien da tiempo a estas enzimas para hacer su trabajo y facilita que el estómago reciba los alimentos en una forma más manejable, ayudando a un vaciamiento gástrico gradual y eficiente. Esto evita sobrecargas y problemas como el reflujo gastroesofágico, tan común cuando comemos rápido y con prisas.

Además, masticar despacio es una cuestión mecánica y química. Al tomarte tu tiempo permites que hormonas y mensajeros clave entren en acción, como la leptina, que envía señales de saciedad al cerebro, o el péptido YY, que te ayuda a sentirte lleno antes de que llegues al exceso. Cuando comes rápido, estas señales no tienen tiempo de llegar, y terminas comiendo más de lo que necesitas. También ayudas a tu microbiota intestinal, reduciendo fermentaciones innecesarias que pueden causar gases y molestias.

Dedicar entre veinte y treinta minutos a las comidas principales y al menos quince al desayuno no es un lujo, es una inversión directa en tu salud.

La próxima vez que estés frente a tu plato, mastica con calma, saborea y disfruta. Comer no es una carrera; es un momento para dejar que las enzimas, hormonas y mensajeros químicos hagan su magia.

Después de nutrirte, muévete

Comer y quedarte sentado es como echar gasolina a un coche y no arrancarlo: la energía se queda ahí, sin usarse, y el sistema se vuelve menos eficiente. El cuerpo está diseñado para moverse, y hacerlo después de comer es uno de los trucos más sencillos y efectivos para mejorar la digestión y el metabolismo.

Caminar solo diez minutos tras una comida ayuda a que la glucosa en sangre se regule mejor, reduciendo los picos de azúcar y evitando que el exceso se almacene como grasa. Pequeños paseos poscomida mejoran la sensibilidad a la insulina y pueden reducir el riesgo de diabetes tipo 2. Además, pone en marcha el sistema digestivo, ayudando a evitar la sensación de pesadez, el reflujo y la hinchazón. No necesitas correr ni hacer *burpees*, basta con un paseo ligero, subir escaleras o incluso moverte por la casa. Un poco de movimiento y tu cuerpo lo agradecerá, porque la energía está para usarla, no para guardarla.

Desconecta para conectar

Comer frente al móvil, el ordenador o cualquier pantalla se ha convertido en una práctica común. Las redes sociales y los mensajes de texto no son buena compañía a la hora de comer. En lugar de disfrutar los sabores, texturas y aromas de tu plato, tu atención se dispersa en notificaciones, *likes* y mensajes que interrumpen el momento. Comer con el móvil en la mano o desplazándote por las redes no solo resta disfrute, también afecta tu conexión con los alimentos, reduce la saciedad y puede llevarte a comer más de lo necesario.

Deja que tu plato y tu salud sean los protagonistas en la mesa, no tu pantalla.

Estudios demuestran que las distracciones durante las comidas dificultan el registro consciente de lo que comemos, lo que puede llevar a ingerir más cantidad de alimentos sin siquiera darnos cuenta. Además, este hábito afecta la digestión, ya que el sistema nervioso no está plenamente enfocado en comer, reduciendo la producción de enzimas y jugos gástricos necesarios para procesar los alimentos de manera eficiente.

Por otro lado, comer frente a pantallas está relacionado con un mayor riesgo de desarrollar sobrepeso y malos hábitos alimentarios, pues solemos optar por opciones rápidas y menos sanas en lugar de comidas equilibradas. En el plano emocional, se pierde igualmente el placer de saborear, sentir las texturas y conectar con los alimentos, transformando un momento esencial para la salud en una acción mecánica.

Cuando comemos alejados de distracciones, disfrutamos más de la comida y damos al cuerpo la oportunidad de comunicarse mejor con el cerebro. Así, las señales de saciedad llegan a tiempo, la digestión mejora y el acto de comer se convierte en algo consciente y placentero.

Comer solo: un momento para cuidar de ti

Comer solo no tiene por qué ser triste o aburrido; de hecho, puede convertirse en una oportunidad para conectar contigo mismo y disfrutar plenamente de la comida. Aunque hacerlo en compañía tiene beneficios emocionales, hacerlo solo también puede ser positivo si se realiza de manera consciente. Al estar sin distracciones, puedes prestar atención a los sabores y olores de los alimentos, lo que mejora la percepción de saciedad y favorece la digestión. Este enfoque, conocido como alimentación consciente o *mindful eating*, ayuda a reducir el estrés y a reforzar la relación saludable con la comida. Una gran idea es transformar esta ocasión en un momento especial para ti. Crea un ambiente relajante: pon música suave, organiza la mesa con cuidado y elige un plato que realmente disfrutes. Dedica ese tiempo a desconectar del mundo exterior y a conectar contigo. Incluso puedes escribir en un diario sobre cómo te hace sentir la comida, ayudando a fortalecer tus hábitos saludables. Comer solo puede ser un espacio para el autocuidado y la reflexión, convirtiéndose en un momento de disfrute personal. ¡Hazlo especial, porque tú lo mereces!

8

QUE LA FUERZA DE LAS LEGUMBRES TE ACOMPAÑE

Si bien ningún alimento es imprescindible, no tengo duda de que de todos los grupos de alimentos hay uno que es único reuniendo nutrición, epigenética y sostenibilidad. Las legumbres, esas humildes semillas secas de plantas leguminosas, son mucho más que un alimento tradicional. Son una verdadera joya nutricional, una solución sostenible para el planeta y, sorprendentemente, una herramienta para encender los botones de la salud en tu código genético y permitir que tu cuerpo cocine sus propias recetas saludables para regalarte energía, bienestar y longevidad.

¿Y qué son las legumbres? Son las semillas secas de un grupo de plantas llamadas leguminosas —lentejas, guisantes, judías o habichuelas, frijoles, judías verdes, habas, garbanzos, maní o cacahuete, altramuces y soja—. Estas plantas sintetizan sus propios aminoácidos y proteínas a partir del nitrógeno atmosférico a través de unos microorganismos situados en sus raíces, mejorando la fertilidad del suelo y ejerciendo un efecto beneficioso en el medio ambiente. Dentro de todas las leguminosas, solo se consideran legumbres aquellas que se utilizan para consumir su semilla seca: frijoles, habas, garbanzos, guisantes, lentejas y altramuces.

Las legumbres aportan proteínas de alta calidad y son un verdadero tesoro, nutricionalmente hablando. Todas ellas contienen proteínas vegetales muy valiosas, en un elevado porcentaje que oscila entre un 20 y un 40 %, el triple que los cereales, y si se cocinan y combinan adecuadamente, son casi tan útiles como las de la carne o el pescado. Son una mina de fibra, de vitaminas del grupo B —ácido fólico— y minerales —hierro, magnesio, fósforo y zinc—. Todas son bajas en grasas —2-5 % en general—, excepto la soja, y estas son cardiosaludables: monoinsaturadas y poliinsaturadas —grasas buenas—. Quiero que te fijes en la siguiente comparativa de proteína por cada cien gramos de producto seco:

— Soja (edamame): 35,9 gramos.
— Lentejas: 24,76 gramos.
— Alubia blanca: 22,22 gramos.
— Garbanzos: 19,305 gramos.
— Pollo, pechuga: 22,2 gramos.
— Ternera, solomillo: 20,19 gramos.

Datos de BEDCA (Base Española de composición de Alimentos), las legumbres en seco y la carne en crudo.

Como ves, son una gran opción si buscas una dieta sana porque ayudan a reducir el colesterol, protegen la salud cardiovascular y mejoran la intestinal, refuerzan el sistema inmunitario y, además, están vinculadas a una menos incidencia de cáncer. Estamos de suerte porque cocinadas de forma saludable son saciantes y nos quitan las ganas de comer lo que no debemos; además, no contienen un elevado contenido calórico, unas trescientas kilocalorías por cada cien gramos de media.

Y con cereales, la combinación ideal

Juntar garbanzos o lentejas con arroz es un acierto nutricional y un regalo para el paladar. Desde hace miles de años las culturas tradicionales de todo el mundo han combinado intuitivamente legumbres y cereales para crear platos equilibrados y nutritivos.

En Oriente Medio, se consumían guisos de garbanzos con trigo o cebada; en Asia, el arroz se acompañaba con lentejas o soja; en América Latina, frijoles y maíz eran la base de la dieta de los mayas y aztecas, mientras que en África las habas se mezclaban con sorgo o mijo. Aunque estas combinaciones surgieron por disponibilidad local y la necesidad de alimentos saciantes y energéticos, hoy sabemos que tienen una base científica: las legumbres, ricas en lisina, pero bajas en metionina, se complementan perfectamente con los cereales, ricos en metionina, pero pobres en lisina, formando proteínas completas con todos los aminoácidos esenciales. Este legado milenario no solo ha asegurado una buena salud en las comunidades que lo practican, también es un ejemplo vivo de sostenibilidad y equilibrio nutricional.

MITOS	
Las proteínas de las legumbres no son útiles para el organismo.	Falso
El hierro de las legumbres no es asimilable.	Falso

A lo mejor has escuchado que el hierro presente en las legumbres es del tipo no hemo, lo que significa que su absorción es menos eficiente en comparación con el hierro hemo de origen animal. Pero hay un truco sencillo y delicioso para mejorar esto: combinar las legumbres con alimentos ricos en vitamina C. Esta actúa como una llave maestra que abre la puerta de absorción del hierro no hemo. Convierte el hierro en una forma más absorbible, facilitando que el organismo lo aproveche al máximo. Por ejemplo, para un plato divertido, prepara unas lentejas guisadas y acompáñalas con una ensalada fresca de tomate y pimiento rojo. ¡Colorido y nutritivo! Y que no falte el postre. Después de disfrutar unos garbanzos, deleita tu paladar con una jugosa naranja o unos kiwis en rodajas. Imagina que el hierro de las legumbres es un superhéroe un poco tímido. La vitamina C es su compañero que le da el empujón necesario para saltar al rescate de tu organismo si necesita hierro.

Al hidratarlas, cuando las metemos en remojo el día anterior, las hacemos mucho más nutritivas y digestivas, ayuda a quitar las pieles, se acorta el tiempo de cocción y serán más palatables.

Los antinutrientes de las legumbres, como las lectinas o los fitatos, han sido el blanco favorito de los detractores de las legumbres —se excluyen en la dieta paleolítica o cetogénica—, que recomiendan evitarlas a todo el mundo sin fundamento sólido. Pero aquí va la verdad: los antinutrientes no son el enemigo. Durante la cocción, gran parte de estas sustancias se desactivan o reducen significativamente, dejando las legumbres listas para ofrecer su perfil nutricional espectacular. Además, los fitatos, tan demonizados, tienen propiedades antioxidantes y beneficios en la regulación de la glucosa y la salud ósea.

Las civilizaciones llevan miles de años consumiendo legumbres y no han sido precisamente menos saludables por ello. Por tanto, cuando alguien te diga que no las comas porque «tienen antinutrientes», recuerda: esa persona está ignorando siglos de tradición culinaria, investigaciones científicas contundentes y el hecho de que son uno de los alimentos más completos y sostenibles del mundo. ¡Déjalos con sus teorías mientras tú disfrutas tu plato de garbanzos con ciencia en el bolsillo!

Eliminar las legumbres a largo plazo nos priva de uno de los alimentos más sostenibles y nutritivos del planeta. Lejos de ser perjudiciales, bien preparadas son un pilar para la salud intestinal, la reducción del colesterol y la prevención de enfermedades como el cáncer y las cardiovasculares. Dejemos las modas y celebremos la fuerza de las legumbres en una dieta equilibrada.

Guerra química en el intestino

Algunos compuestos, los trisacáridos de las legumbres, no pueden ser digeridos por el intestino y al ser fermentados por la microbiota durante la digestión producen gases, lo cual supone más un problema social que nutricional. El asunto muchas veces no es la legumbre, es la falta de costumbre. Si no las consumes regularmente, tu microbiota no está habituada a digerir sus compuestos ricos en fibra y oligosacáridos. Esto puede provocar gases o molestias intestinales. Vamos a ver cómo evitarlo:

- Remojo prolongado. Déjalas en agua durante ocho-doce horas con un poco de vinagre o alga kombu.
- Cambio de agua al cocinar. Usa agua nueva tras el remojo y cocina a fuego lento.
- Especias digestivas. Añade comino, hinojo o jengibre durante la cocción, son especias digestivas.
- Pequeñas porciones. Si no estás habituado, introdúcelas en tu dieta poco a poco y con porciones no muy grandes.
- Frutas e infusiones. Finaliza tu comida con una fruta como piña, kiwi, papaya o mango y una infusión digestiva con manzanilla, anís estrellado y/o hinojo.
- Lentejas y pastas de legumbres. Prueba lentejas rojas (sin piel), que son más ligeras para el sistema digestivo y menos propensas a causar gases. También puedes usar pasta de legumbre (lentejas, garbanzos, guisantes o soja son las más comunes), una alternativa saludable a la pasta de trigo, digestiva y versátil.

Cuando comemos legumbre —tres o cuatro raciones por semana—, estamos de suerte. Existen evidencias de que su consumo regular puede prevenir la obesidad, la diabetes, las enfermedades cardiovasculares, así como ciertos tipos de cáncer. El consumo regular de legumbres está asociado con un 20 % menos de riesgo de cáncer de colon, gracias a su fibra, antioxidantes y efecto en la microbiota.

¿Son imprescindibles? No, pero si altamente recomendables, tanto para la salud como para aumentar el consumo de proteínas de origen vegetal frente a las de origen animal, no deberíamos consumir más de un 50 % de estas últimas. Niños que quieren crecer sanos, adolescentes que necesitan energía para su desarrollo, deportistas que quieran rendir y recuperarse bien de sus entrenamientos, embarazadas que quieren evitar la diabetes gestacional y sobrepeso y poder dar una futura lactancia sin problemas y ancianos que quieran tener una buena calidad de vida deben comerlas al menos tres veces por semana.

Un superalimento beneficioso para el planeta

Como hemos dicho, las legumbres no solo tienen beneficios para la salud, también para el planeta. O si no, date cuenta del impacto tan gigantesco en la naturaleza de un alimento tan pequeño:

— Mejoran la fertilidad del suelo. Fijan nitrógeno en la tierra, enriqueciendo el suelo y reduciendo la necesidad de fertilizantes químicos. Son el mejor amigo de los agricultores: aumentan la productividad agrícola y permiten cosechas más sostenibles.
— Enriquecen los ecosistemas. ¡Son un banquete para insectos y animales! Ayudan a mantener la biodiversidad.
— Ahorran agua y reducen emisiones. Producir un kilo de lentejas requiere solo mil doscientos cincuenta litros de agua, frente al pollo —unos cuatro mil trescientos litros— y ternera —trece mil litros—.
— Al tener una baja huella de carbono, las legumbres ayudan a reducir los gases de efecto invernadero.
— Biodiversidad en acción. Favorecen sistemas agrícolas más sostenibles, equilibrados y resistentes.

Comer legumbres no solo nutre el cuerpo, también ayuda a cuidar nuestro planeta. Cada cucharada es una acción hacia un futuro más sostenible y saludable.

9

Comida real vs. comida realista

Alimentos desnudos

Comprar comida debería ser simple. Pero entre manzanas desnudas y productos que parecen haber pasado por un desfile de moda —con etiquetas más elaboradas que un currículum—, es fácil perderse. En este capítulo quiero hablar de cómo encontrar el balance entre alimentos reales y realistas y cómo leer etiquetas sin sentir que estás estudiando para un examen de química.

Ya lo dijimos antes: lo desnudo siempre será mejor. Adoptar una alimentación basada en alimentos desnudos tiene múltiples beneficios para la salud, tanto física como mental. Primero, estos alimentos son ricos en nutrientes esenciales como vitaminas, minerales, fibra y antioxidantes. Al consumirlos en su forma más natural, aprovechamos al máximo su potencial para fortalecer el sistema inmunológico, mantener una buena salud digestiva y unos niveles de energía estables. Además, ayudan a prevenir enfermedades crónicas como la obesidad, la diabetes tipo 2 y las enfermedades cardiovasculares.

Otro aspecto importante es la conexión que nos brindan con el origen de nuestra comida. Al optar por alimentos desnudos nos reconectamos con la naturaleza y fomentamos prácticas alimenticias sostenibles que benefician nuestra salud y también al medio ambiente. Aunque no se dispone de una cifra exacta de los residuos de envases generados específicamente por la industria alimentaria en el mundo, se sabe que el desperdicio de alimentos y sus envases asociados tienen un impacto ambiental significativo. Por ejemplo, en la Unión Europea se estima que los envases generaron ochenta y cuatro millones de toneladas de basura en 2021, de las cuales un 20 % era de plástico.

Imagina una manzana fresca recién recolectada de un árbol. En su forma desnuda, es una fuente natural de fibra, vitamina C y antioxidantes. Ahora compara esta fruta con un jugo de manzana industrializado. Este último ha sido procesado, pasteurizado y muchas veces endulzado artificialmente, perdiendo gran parte de su fibra y nutrientes esenciales en el camino.

Elegir la manzana en su estado desnudo no solo aporta más beneficios nutricionales, también genera una experiencia más satisfactoria y consciente al comer. Saboreas la textura, la frescura y el dulzor natural mientras te nutres de forma integral.

Basar la dieta en alimentos desnudos no significa renunciar al placer de comer, significa redescubrir la riqueza de los sabores que la naturaleza nos ofrece. Es una invitación a simplificar nuestra alimentación y priorizar lo esencial, lo puro y lo nutritivo. Al integrar más alimentos desnudos damos un paso hacia un estilo de vida más consciente y conectado con el planeta. La fruta, la verdura, las legumbres y todo lo que viene sin envasar es una apuesta más segura. Pero ¿qué pasa cuando el día a día nos empuja hacia lo práctico? A veces no tenemos tiempo de picar todo a mano o de preparar todos los platos, y ahí es donde entra la comida realista.

Conviértete en un detective nutricional

La comida realista no busca alcanzar la perfección ni eliminar por completo los procesados, sino encontrar un equilibrio práctico que se adapte a las necesidades y posibilidades de cada persona o familia. En un mundo en el que el tiempo, el presupuesto y las preferencias alimenticias pueden ser limitantes, la comida realista consiste en hacer elecciones inteligentes y sostenibles que combinen alimentos desnudos con procesados saludables. Sí, vamos a comprar alimentos con etiquetas, pero también vamos a aprender a leerlas, a interpretarlas y a tomar decisiones informadas. A veces optaremos por la opción más saludable y en otras ocasiones elegiremos algo que no lo sea tanto, pero siempre siendo conscientes de lo que estamos comiendo. Esto significa priorizar productos mínimamente procesados como legumbres enlatadas, pan integral de calidad, hummus natural, yogur sin azúcar o verduras congeladas que facilitan la preparación de comidas nutritivas sin sacrificar tiempo ni sabor.

La comida realista reconoce que la perfección no es el objetivo, el fin es mejorar progresivamente la dieta con cambios alcanzables, disfrutando de una alimentación balanceada que sea compatible con el ritmo de vida actual y nuestras decisiones personales. Porque la industria también lo sabe hacer bien e innovar y crear alimentos más saludables y sostenibles.

Aprende a leer etiquetas

Como ya te he contado, desde pequeño fui un diminuto detective nutricional, escudriñando etiquetas y descifrando cada ingrediente que se colaba en el carro del súper, como si de un misterio se tratara. En un mundo donde los alimentos procesados ocupan gran parte de los estantes de los supermercados, aprender a leer las etiquetas se convierte en una habilidad esencial para cuidar nuestra salud. No se trata de obsesionarnos ni de complicar las compras, se trata de tomar decisiones informadas y conscientes.

Al igual que nunca tomaríamos un medicamento sin saber para qué sirve o qué contiene, no deberíamos comer algo sin conocer sus ingredientes y cómo nos afecta. Convertirnos en detectives nutricionales es una herramienta poderosa que podemos enseñar y practicar desde siempre, en casa, en la escuela y en la vida diaria.

¿Qué buscar en una etiqueta?

Existen dos áreas clave que debes analizar en cualquier etiqueta de alimentos: la lista de ingredientes y la tabla de composición nutricional.

La lista de ingredientes nos dice qué contiene el producto y sobre todo en qué proporción. Es importante saber que los ingredientes aparecen en orden de cantidad: el primero de la lista es el más abundante. Por ejemplo, si es azúcar, ese alimento está compuesto mayoritariamente por azúcar, incluso si la etiqueta muestra palabras como *light, fit* o saludable.

Aunque todavía no es obligatorio en España indicar el contenido exacto de azúcares añadidos en el etiquetado, podemos identificarlos observando esta lista y conociendo sus múltiples nombres. Entre los más comunes están los que terminan en *–osa* y en *–ina* —glucosa, sacarosa, dextrosa, lactosa, galactosa, fructosa, trehalosa, maltosa, d-ribosa, dextrina, maltodextrina, fructosa cristalina—. También los derivados de zumo de frutas —zumo concentrado, jugo, néctar, puré concentrado, melaza—, sirope y jarabes —de agave, arce, abedul, arroz, maíz, malta, fructosa, maltosa o cualquier otra *–osa*—; azúcar y otros —azúcar moreno, azúcar de caña, de coco, invertida, miel, panela, caramelo, almíbar, malta, almidón—. Un truco útil para distinguir entre el azúcar natural de un alimento —como la lactosa en un yogur natural— y los añadidos es comparar el producto con su versión más simple o natural. Por ejemplo, al observar un yogur natural sin endulzar encontrarás únicamente el azúcar natural de la leche, mientras que en uno azucarado notarás un aumento significativo en el contenido de azúcares debido a los añadidos.

Más allá de las calorías, lo importante es el origen de esas calorías. ¿Provienen de carbohidratos, proteínas o grasas? Por ejemplo, cien calorías de un yogur natural no son lo mismo que cien de un refresco. También debemos observar el contenido de azúcares añadidos, grasas saturadas y sodio que, en exceso, pueden perjudicar nuestra salud. Y esto lo puedes ver en la tabla de composición nutricional.

Existe una guía adicional —con limitaciones— que facilita el etiquetado de alimentos y bebidas: es la Nutri-Score. Es un sistema frontal que los clasifica en una escala de cinco colores y letras, desde la A —verde oscuro, más saludable— hasta la E —rojo, menos saludable—. Su objetivo es ofrecer una evaluación rápida de la calidad nutricional de un producto basada en el equilibrio entre nutrientes positivos —proteínas, fibra, frutas, verduras— y negativos —azúcares, grasas saturadas, sodio—. En este modelo hay ventajas y desventajas.

Ventajas	Es visual y fácil de interpretar, lo que lo hace útil para comparar rápidamente productos similares. También ayuda a los consumidores a identificar opciones más saludables dentro de una misma categoría, como diferentes tipos de panes o yogures.
Desventajas	Simplifica en exceso y no tiene en cuenta el contexto completo del alimento. Por ejemplo: un aceite de oliva, rico en grasas saludables y antioxidantes, puede obtener una calificación baja porque su alto contenido calórico se interpreta negativamente, a pesar de sus beneficios comprobados para la salud. O una lata de atún, fuente de proteínas de alta calidad y omega-3, puede ser penalizada por su contenido de sal o grasa natural sin considerar el valor nutricional global del alimento.

Aunque el etiquetado Nutri-Score puede ser una herramienta útil, no debe sustituir una lectura detallada de la lista de ingredientes y la tabla nutricional. Es importante complementarlo con una evaluación más completa del alimento.

Muchos productos envasados usan estrategias de venta como declaraciones de salud o avales de instituciones para parecer más saludables de lo que realmente son. Una leche rica en omega-3 puede estar llena de azúcar añadido. Un yogur «que estimula tus defensas» podría contener azúcar añadido. Sin gluten o vegano no significa sano, ya que pueden ser productos ultraprocesados con altos contenidos de grasas o azúcares. Según la legislación española, un alimento *light* debe tener al menos un 30 % menos de un ingrediente —como grasa o azúcar— en comparación con su versión original, pero esto no garantiza que sea saludable, pues el resto de los ingredientes pueden seguir siendo de baja calidad. Por eso, cuando veas un envase lleno de colorines, con atractivos dibujos o rodeado de testimonios de salud y avales de sociedades médicas o nutricionales, recuerda lo más importante: ser un detective nutricional y revisar la lista de ingredientes antes de dejarte llevar por el *marketing*. Te pongo unos ejemplos prácticos.

Pan comercial	
Ingredientes	Harina refinada, agua, azúcar, jarabe de glucosa, aceite vegetal (palma), levadura, sal, emulsionantes, conservadores.
Composición	Doscientas sesenta calorías por porción, cuarenta y cinco gramos de carbohidratos, cinco gramos de azúcar añadido.
Nutri-Score	D

Conclusión: este pan tiene azúcar como tercer ingrediente, y la harina refinada no aporta fibra suficiente. Es una opción menos saludable para el consumo habitual.

Pan integral	
Ingredientes	Harina integral de trigo, agua, levadura, sal, aceite de oliva.
Composición	Doscientas calorías por porción, treinta y cinco gramos de carbohidratos, cero gramos de azúcar añadido.
Nutri-Score	A

Conclusión: este pan es una mejor opción, ya que contiene harina integral como primer ingrediente, lo que indica un mayor aporte de fibra y nutrientes. El cien por cien de su harina es integral.

Yogur azucarado	
Ingredientes	Leche pasteurizada, azúcar, concentrado de zumo de frutas, estabilizantes, colorantes.
Composición	Ciento cincuenta calorías, veinte gramos de azúcar (dieciséis gramos añadidos).
Nutri-Score	C

Conclusión: este yogur contiene una cantidad alta de azúcar añadido, casi como un postre. Es mejor consumirlo muy ocasionalmente.

Yogur natural	
Ingredientes	Leche pasteurizada, fermentos lácticos.
Composición	Noventa calorías, cinco gramos de carbohidratos (azúcar natural de la leche).
Nutri-Score	A

Conclusión: este yogur es una opción mucho más saludable, sin aditivos ni azúcares añadidos.

Procesados saludables y ultraprocesados

Los alimentos procesados son aquellos que han sido modificados de alguna forma para facilitar su consumo o prolongar su duración, pero que mantienen su valor nutricional. Algunos ejemplos son:

- Verduras congeladas o enlatadas (sin sal añadida).
- Legumbres cocidas en frascos o latas.
- Pescado en conserva (como el atún al natural).
- Yogur natural sin azúcares añadidos.
- Pan integral de calidad con ingredientes simples.

Estos alimentos suelen ser opciones convenientes y saludables, ya que mantienen la mayor parte de los nutrientes esenciales de sus versiones frescas.

Los ultraprocesados, en cambio, son productos altamente industrializados que contienen múltiples ingredientes, muchos de ellos artificiales, como aditivos, colorantes, potenciadores de sabor y azúcares o grasas de baja calidad. Algunos ejemplos son:

— Galletas rellenas o azucaradas.
— Bebidas azucaradas y energéticas.
— *Nuggets* de pollo industriales.
— *Snacks* como papas fritas empaquetadas.
— Postres lácteos con saborizantes y edulcorantes.

Para diferenciar estos alimentos, te propongo la fórmula de las 3 P: pocos ingredientes, palabras clave y perfil nutricional.

Un alimento procesado saludable suele tener pocos ingredientes, generalmente cinco o menos. Evita productos con listas largas de ingredientes que incluyan nombres irreconocibles o aditivos innecesarios.

Busca palabras como azúcar, sirope, aroma artificial, grasa hidrogenada, edulcorantes, sal añadida o jarabe de glucosa. Estos son indicios de ultraprocesados.

Respecto al perfil nutricional, los alimentos procesados saludables tienen niveles razonables de azúcar, sodio y grasas. Puedes usar como guía estas cifras, aunque depende el tipo de alimento al que nos refiramos:

— Azúcares: menos de cinco gramos por porción.
— Sodio: menos de doscientos miligramos por porción.
— Grasas saturadas: menos de gramo y medio por porción.

¿Cuántos procesados es razonable incluir? Adoptar una alimentación realista implica aceptar que los alimentos procesados pueden ser parte de la dieta, siempre que no dominen nuestra ingesta diaria. Una regla práctica es la regla del 80/20: 80 % de alimentos frescos y reales —frutas, verduras, legumbres, frutos secos, carne, pescado y cereales integrales— y 20 % de alimentos procesados saludables —yogures, conservas de calidad, panes integrales o *snacks* naturales—. Por ejemplo, si consumes cinco comidas al día —tres principales y dos pequeños *snacks*—, alrededor de una o dos pueden incluir procesados saludables. Esto podría ser un yogur natural, una rebanada de pan integral o un poco de hummus comercial sin aditivos.

Pautas claras y fáciles

1. Lee las etiquetas. Haz de la lectura de etiquetas un hábito. Busca listas de ingredientes cortas y evita productos con aditivos como E seguido de un número, o aquellos con alto contenido de azúcar y grasas.
2. Prioriza la preparación casera: Siempre que sea posible, opta por preparar tus comidas en casa. Por ejemplo, puedes hacer tus propias mezclas de frutos secos, salsas o postres con ingredientes frescos.
3. Compra inteligente: Llena tu despensa con procesados sanos que sean versátiles y cómodos: legumbres cocidas, verduras congeladas, pan integral y yogures naturales.
4. Planifica tus comidas: Una buena planificación evita recurrir a ultraprocesados por prisa. Dedica un día a la semana a organizar tus menús y tener opciones listas para llevar.
5. Disfruta sin culpas: Introducir un ultraprocesado ocasional —como un helado o una *pizza* comercial— no arruina tu dieta. Recuerda que disfrutar de estos alimentos es parte de una relación equilibrada con la comida, donde la moderación y el placer son fundamentales. La clave está en hacer que estos alimentos no se conviertan en la norma.

La comida realista no busca imponer reglas estrictas, sino fomentar una relación saludable con la comida y adaptada a la sociedad en que vivimos.

10

LAS ZONAS AZULES. CALIDAD DE VIDA, CANTIDAD DE VIDA

Los patrones de dieta más saludables del planeta, como el japonés, el nórdico, el mediterráneo, el atlántico y otros sistemas alimenticios tradicionales, nos ofrecen lecciones valiosas y han perfeccionado el arte de la longevidad, combinando la comida con estilos de vida activos, fuertes conexiones sociales y un profundo respeto por la naturaleza.

Ya he dicho que soy de espíritu inquieto, un trotamundos y mochilero por naturaleza, además de un nutricionista aventurero. Me encanta explorar y empaparme de las prácticas de vida de lugares remotos, descubriendo lo mejor que cada rincón del globo tiene para ofrecernos. En este capítulo recorreremos juntos las zonas azules del planeta y otras regiones azuladas fascinantes que, aunque no estén oficialmente reconocidas, como la provincia de Ourense en España, presentan características prometedoras para la longevidad y el bienestar.

OKINAWA Y LA FILOSOFÍA *IKIGAI*

En japonés, *ikigai* significa 'razón de ser' o 'propósito de vida'. Este concepto va más allá de una simple filosofía personal: conecta la motivación diaria con el bienestar integral.

Okinawa, una pequeña isla en el sur de Japón, ha captado la atención de científicos de todo el mundo gracias a la sorprendente longevidad y vitalidad de sus habitantes. ¿Qué hace tan especial a esta región y por qué tantas personas allí alcanzan los cien años con una calidad de vida envidiable? La respuesta se encuentra en un estilo de vida que integra prácticas alimenticias, sociales y espirituales que inspiran a quienes buscan vivir mejor.

Imaginemos que compartimos una comida con una familia de Okinawa. Sobre la mesa se disponen pequeños platos que invitan a probar una variedad de colores, texturas y sabores. Este enfoque promueve no solo la moderación, también el disfrute consciente de los alimentos. La dieta tradicional de Okinawa se basa principalmente en alimentos de origen vegetal, ricos en nutrientes y bajos en calorías. Entre los ingredientes destacados encontramos las batatas moradas, una de las principales fuentes de carbohidratos. Estas están cargadas de antioxidantes como las antocianinas, que protegen contra enfermedades cardiovasculares y el envejecimiento celular. Además, las comidas incluyen hojas verdes, calabaza amarga —goya—, algas marinas como el kombu y el wakame, rábano japonés —daikon— y pequeñas porciones de arroz. El consumo de proteínas animales es reducido, siendo el pescado la fuente principal de estos nutrientes. Mariscos, tofu y productos de soja fermentada como el miso y el natto también juegan un papel clave. La carne roja y las aves, aunque presentes, se reservan para ocasiones especiales. Este patrón alimenticio ha sido vinculado científicamente con menores tasas de enfermedades crónicas como las del corazón, el cáncer y la diabetes.

Una práctica destacada en la cultura alimentaria de Okinawa es el *hara hachi bu*, que consiste en detenerse de comer cuando se está al 80 % de la capacidad. Este hábito ayuda a controlar las calorías diarias y permite que el cuerpo procese los alimentos de manera más eficiente, evitando la sobrecarga digestiva. Estudios han demostrado que esta moderación está asociada con una menor inflamación y una mejor regulación metabólica, dos factores fundamentales para la longevidad.

La preparación de los alimentos también tiene su protagonismo en Okinawa. Métodos como la cocción al vapor, el hervido y el salteado rápido son predominantes. Estos mantienen los nutrientes esenciales de los alimentos y reducen el uso de grasas y aceites innecesarios, haciendo las comidas más saludables. Este cuidado en la cocina asegura que cada alimento conserve su aporte nutricional, contribuyendo a una dieta balanceada.

El día en Okinawa comienza con un desayuno sustancioso que puede incluir arroz, natto, sopa de miso, encurtidos y té verde. Las comidas posteriores se distribuyen de forma uniforme, priorizando una ingesta constante pero ligera. Este ritmo alimenticio asegura que el cuerpo reciba nutrientes de manera equilibrada durante todo el día.

Esta dieta no solo alimenta el cuerpo, también tiene un impacto en el plano genético. Investigaciones recientes sugieren que los antioxidantes y compuestos bioactivos presentes en sus alimentos pueden activar genes relacionados con la reparación celular y la resistencia al estrés oxidativo, lo que favorece una mayor protección contra enfermedades y contribuye a un mejor envejecimiento.

La dieta es solo una pieza de un sistema de vida mucho más amplio. Sus habitantes integran actividad física natural en su día a día, ya sea trabajando en huertos, caminando largas distancias o practicando taichí. Además, los lazos sociales son fundamentales: la tradición del *moai*, que son grupos de apoyo mutuo, fomenta un sentido de pertenencia y propósito. Estas interacciones diarias contribuyen a reducir el estrés y a fortalecer el bienestar emocional.

Ogimi, conocido como el pueblo de los centenarios, representa de manera práctica cómo estos principios se traducen en vidas largas y saludables. Con una población de poco más de tres mil personas, muchas superan los ochenta años y una notable cantidad alcanza los cien. Aquí, los principios del *ikigai*, el *hara hachi bu* y una dieta rica en nutrientes se viven plenamente, formando un modelo de vida que se mide en años, en calidad y propósito.

Al compartir la mesa con los habitantes de Okinawa aprendemos que su enfoque en alimentos frescos, no comer en exceso, una alimentación consciente, actividad física y conexiones significativas son claves para su longevidad. Ya conocemos un primer paraíso azul; continuemos recorriendo el mundo en busca de más enseñanzas sobre una vida larga y plena.

Cerdeña, el corazón del Mediterráneo

En el centro del Mediterráneo se encuentra una isla que deslumbra con su belleza natural y guarda el secreto de una vida excepcionalmente larga. Entre colinas cubiertas de viñedos y pueblos pintorescos, se vive de una manera diferente, más simple y conectada, lo que ha convertido a esta región en un paraíso para quienes buscan respuestas a la longevidad. En Cerdeña se añaden años a la vida y se añade vida a los años.

La sarda es un ejemplo claro de la famosa dieta mediterránea, aunque con características únicas. En las mesas de las familias sardas predominan los alimentos frescos y locales, como frutas, verduras y legumbres. Estos alimentos, ricos en antioxidantes y compuestos antiinflamatorios, forman la base de una alimentación diseñada por la naturaleza para cuidar el cuerpo y la mente. La pasta es una constante, pero se sirve en cantidades moderadas y suele estar acompañada de guisos de verduras o legumbres, como garbanzos y lentejas. Además, el queso pecorino, elaborado con leche de oveja, aporta proteínas y grasas saludables esenciales, mientras que la carne se consume con moderación, principalmente en forma de cordero o cerdo y en ocasiones especiales. Este enfoque contrasta con las dietas modernas ricas en proteínas animales, que pueden sobrecargar el organismo y aumentar el riesgo de enfermedades.

El vino tinto, específicamente el cannonau, tiene un lugar especial en las tradiciones. Su riqueza en polifenoles ha sido destacada por sus posibles beneficios antioxidantes. Sin embargo, los verdaderos secretos de la longevidad no se encuentran únicamente en este vino, sino en el equilibrio general de la dieta y el estilo de vida. Las frutas, verduras y cereales integrales ya contienen una amplia variedad de antioxidantes que contribuyen a la salud sin necesidad de recurrir al alcohol. El vino, más que un elixir milagroso, forma parte de la experiencia compartida: una copa acompañada de amigos, historias y risas, que nutren tanto el alma como el cuerpo.

Otro elemento esencial de la vida en Cerdeña es la actividad física. Aquí el movimiento no es un esfuerzo adicional, es una parte natural del día a día. Los sardos caminan largas distancias entre colinas, trabajan en sus campos y cuidan de sus huertos y animales. Este nivel constante de actividad física fortalece el cuerpo y alimenta el espíritu, permitiendo un envejecimiento activo. En palabras de un anciano de un pueblo sardo, el secreto no está en hacer ejercicio, está en nunca dejar de moverte.

En los cementerios de Cerdeña se pueden encontrar lápidas con edades que superan los noventa e incluso los cien años, un testimonio tangible de la longevidad que caracteriza a esta región. Pero más allá de los números, es la calidad de vida lo que impresiona. La familia y la comunidad son el corazón de la sociedad sarda. Las reuniones en torno a una mesa, las celebraciones de las tradiciones y el cuidado mutuo son prácticas que fortalecen los lazos sociales y reducen el estrés, promoviendo una salud emocional y mental que va de la mano con la física.

¿Qué hace que Cerdeña destaque? No es un único alimento o hábito, es la unión de una alimentación equilibrada, una vida activa y un profundo sentido de comunidad. En este rincón del Mediterráneo se vive con un propósito claro y un ritmo pausado que nos recuerda que la longevidad es cuestión de tiempo y de calidad. Como se dice en la isla: no se trata de cuántos años tienes, sino de cuánta vida tienen tus años.

Nicoya, pura longevidad

En la península de Nicoya, en Costa Rica, la longevidad no es un accidente, es el resultado de prácticas cotidianas profundamente arraigadas en la cultura local.

Su dieta tradicional tiene como protagonistas principales a las legumbres, como los frijoles negros, acompañadas de maíz y frutas tropicales. Estas legumbres son una fuente importante de proteínas vegetales y de fibra y minerales esenciales, como el magnesio. Este mineral juega un papel crucial en la salud ósea, ya que entre el 50 y el 60 % del magnesio del cuerpo se encuentra almacenado en los huesos, contribuyendo a su estructura y fortaleza. Con el envejecimiento, el estrés y la actividad física, los requerimientos de magnesio aumentan, por lo que estas fuentes alimenticias se vuelven esenciales para prevenir problemas como la osteoporosis.

Las tortillas de maíz, elaboradas artesanalmente, son otro pilar fundamental de esta dieta, proporcionando carbohidratos complejos y energía de calidad. Por su parte, las frutas tropicales como la papaya, el mango y los plátanos son ricas en antioxidantes, vitaminas y compuestos bioactivos que favorecen la salud celular y protegen contra el estrés oxidativo. En conjunto, estos alimentos forman una dieta sencilla, pero perfectamente balanceada.

En cuanto a la hidratación, se ha señalado que el agua en Nicoya es rica en minerales como el calcio y el magnesio, lo que puede tener un impacto positivo en la salud ósea y cardiovascular. Sin embargo, las legumbres y los vegetales de hoja verde siguen siendo las principales fuentes de magnesio en la dieta nicoyana, superando a las concentraciones presentes en el agua.

El estilo de vida en Nicoya contribuye igualmente de manera significativa a su longevidad. Los habitantes suelen realizar actividades físicas de forma natural y constante, como caminar largas distancias, cuidar de sus huertos o participar en labores agrícolas. Este movimiento regular, combinado con una dieta nutritiva, fortalece el cuerpo y promueve un envejecimiento saludable. Además, los nicoyanos valoran profundamente sus lazos familiares y comunitarios. Las familias se mantienen unidas y los ancianos son vistos como fuentes de sabiduría y apoyo. Este fuerte sentido de pertenencia reduce el estrés y crea un entorno emocionalmente enriquecedor.

ICARIA, LA ISLA DONDE EL TIEMPO SE DETIENE

Icaria, en la mar Egeo, destaca como un lugar donde las personas viven más allá de los noventa años con una calidad de vida excepcional.

La dieta tradicional icaria es un ejemplo brillante de la mediterránea, con un fuerte enfoque en alimentos frescos y locales. Las frutas, verduras, legumbres y cereales integrales constituyen la base de su alimentación. El aceite de oliva virgen extra, un elemento esencial en la cocina griega, aporta grasas saludables y antioxidantes que protegen contra enfermedades cardiovasculares. Los productos lácteos fermentados, como el yogur de leche de cabra, son también parte importante de su dieta, favoreciendo la salud intestinal gracias a su contenido en probióticos.

Las legumbres, como garbanzos, lentejas y judías, tienen un lugar destacado en la mesa. Estos alimentos son ricos en proteínas vegetales, fibra y minerales esenciales, ofreciendo una base nutricional sólida que respalda su bienestar. La carne se consume en pequeñas cantidades, y el pescado aparece ocasionalmente en sus platos, destacando un patrón alimenticio sostenible y equilibrado. Además, el uso de hierbas silvestres y especias como romero, orégano y salvia añade sabor y aporta propiedades antioxidantes y antiinflamatorias.

El estilo de vida icario incluye actividad física natural, como caminar por los terrenos montañosos o trabajar en los huertos. Además, el fuerte sentido de comunidad refuerza los vínculos sociales y emocionales. Las comidas son un momento para alimentarse y un espacio para compartir, conversar y conectarse. Estas prácticas reducen el estrés y fortalecen tanto el cuerpo como la mente.

En resumen: este rincón del Mediterráneo nos recuerda que una vida larga y plena se logra con pequeños hábitos diarios que, sostenidos a lo largo de generaciones, crean un impacto duradero.

Loma Linda, poca carne y mucho vegetal

Loma Linda, una ciudad situada en el sur de California, es reconocida como un ejemplo de salud y longevidad en un país en el que las enfermedades crónicas son habituales. Esta comunidad ha demostrado que vivir mejor es posible mediante un estilo de vida basado en hábitos saludables, que incluye una alimentación consciente, actividad física regular y un enfoque en el bienestar social y espiritual.

La dieta predominante en Loma Linda es baja en proteínas de origen animal y rica en alimentos vegetales como frutas, verduras, legumbres, cereales integrales y nueces. Estos forman la base de una alimentación nutritiva y protectora, vinculada a la prevención de enfermedades como las cardiovasculares, la diabetes y algunos tipos de cáncer. Las legumbres destacan como fuente esencial de proteínas vegetales y fibra, mientras que las nueces aportan grasas saludables y antioxidantes que contribuyen al bienestar general. Esta elección alimentaria, basada en plantas, se ha consolidado como un pilar de la longevidad, en contraste con dietas que dependen en exceso de proteínas animales.

Además, el estilo de vida en Loma Linda incluye una actividad física moderada que se integra de forma natural en el día a día. Actividades como caminar, realizar trabajos en el jardín o practicar ejercicios de bajo impacto mejoran la salud cardiovascular, mantienen la movilidad y refuerzan el bienestar emocional. Este enfoque evita la sobreexigencia física, optando por un equilibrio que facilita la constancia a lo largo de los años.

Otro aspecto fundamental es el descanso sabático, una práctica que permite desconectar de las preocupaciones diarias, dedicando tiempo a la meditación, la oración y el fortalecimiento de los vínculos familiares y comunitarios. Este tiempo de pausa, combinado con el fuerte sentido de pertenencia que caracteriza a sus habitantes, proporciona un entorno emocionalmente enriquecedor que fomenta la resiliencia y reduce el estrés.

La vida social y el apoyo mutuo son esenciales. Compartir tiempo con otros, participar en actividades grupales y cultivar un propósito claro en la vida mejora tanto la calidad de vida como la salud emocional más estable. Este enfoque integral permite a sus habitantes afrontar el envejecimiento con serenidad y vitalidad.

En un mundo en busca de soluciones rápidas y complejas para mejorar la salud, Loma Linda destaca como un ejemplo de cómo los hábitos simples y consistentes pueden marcar la diferencia.

Ourense, una zona azulada

Ourense, situada en el corazón de Galicia, es una región que podría considerarse azulada. Aunque no está reconocida oficialmente como una zona azul, sus habitantes, especialmente en áreas como Celanova y O Ribeiro, disfrutan de una alta esperanza de vida.

Su dieta refleja una mezcla entre la mediterránea y la atlántica. Esta última es un patrón alimenticio típico de las regiones costeras del noroeste de España y Portugal, caracterizado por un alto consumo de pescado, mariscos, legumbres, vegetales y frutas, junto con un uso moderado de grasas, principalmente aceite de oliva. Además, incluye alimentos locales como las castañas, productos lácteos y vinos de calidad. Es rica en nutrientes esenciales, antioxidantes y grasas saludables, lo que la convierte en un modelo de alimentación equilibrada y protectora de la salud cardiovascular.

En Ourense, la alimentación se basa en productos frescos y de temporada. Las legumbres, como garbanzos y lentejas, son fundamentales en la dieta diaria, mientras que ciertas verduras como los grelos se integran en platos tradicionales —el caldo gallego—. Los pescados, incluyendo sardinas, bacalao y otros productos del mar, destacan por su abundancia en ácidos grasos omega-3, fundamentales para la salud cardiovascular. Las carnes magras, como el cerdo en preparaciones tradicionales como el lacón y el cocido gallego, se consumen con moderación, y las castañas, históricamente una fuente de energía básica en Galicia, siguen siendo un alimento muy valorado durante el otoño.

En sus zonas rurales la actividad física forma parte de la rutina. Muchas personas mayores participan en tareas agrícolas, recolectan leña o caminan largas distancias por terrenos montañosos.

Este nivel de actividad física, integrado de manera natural en su estilo de vida, contribuye al mantenimiento de la salud y la movilidad a lo largo de los años.

Otro aspecto que distingue a Ourense es su fuerte sentido de comunidad. Las celebraciones locales, las reuniones familiares y los eventos religiosos fortalecen los lazos sociales, creando una red de apoyo que fomenta el bienestar emocional y reduce el estrés. En este entorno las personas mayores son altamente valoradas, lo que les proporciona un propósito y un lugar central en la sociedad.

Aunque no forma parte del grupo oficial de zonas azules, Ourense demuestra cómo un estilo de vida equilibrado puede acercarse a los estándares de estas regiones reconocidas por su longevidad.

Decálogo de las zonas de longevidad y bienestar

1. Dieta basada en alimentos frescos y locales. En todas estas regiones, la alimentación se fundamenta en productos de origen vegetal como frutas, verduras, legumbres y cereales integrales, con un consumo moderado o bajo de proteínas animales. El uso de grasas saludables, como el aceite de oliva o los ácidos grasos presentes en pescados, es clave.
2. Consumo de antioxidantes naturales. Alimentos ricos en antioxidantes, como las batatas moradas en Okinawa, las frutas y verduras frescas de Cerdeña o las frutas tropicales en Nicoya, son esenciales para combatir el estrés oxidativo y prevenir enfermedades relacionadas con el envejecimiento.
3. Moderación alimentaria. Prácticas como el *hara hachi bu* en Okinawa —comer hasta el 80 % de la capacidad— reflejan una tendencia a evitar el exceso de alimentos, ayudando al organismo a mantenerse equilibrado y saludable.
4. Actividad física integrada en la vida diaria. Ya sea trabajando en huertos, caminando por terrenos montañosos en Icaria o realizando tareas agrícolas en Ourense, la actividad física no se percibe como una obligación, sino como una parte natural de la vida.

5. Fuerte sentido de comunidad. En todas estas regiones las relaciones sociales tienen un papel central. Las reuniones familiares, los grupos de apoyo mutuo —*moai*— y las actividades comunitarias fortalecen los lazos emocionales y reducen el estrés.
6. Conexión espiritual y propósito de vida. El *ikigai* en Okinawa, el descanso sabático en Loma Linda y las tradiciones religiosas en Cerdeña y Ourense proporcionan a las personas un propósito claro y un sentido de dirección en la vida.
7. Alimentos fermentados y probióticos naturales. El consumo de alimentos fermentados, como yogur en Icaria, miso y natto en Okinawa, y encurtidos en diversas zonas, apoya la salud intestinal y fortalece el sistema inmunológico.
8. Ambiente natural y baja exposición a la contaminación. Estas comunidades viven rodeadas de naturaleza, en entornos rurales o pequeñas localidades con poca contaminación ambiental. Este entorno limpio y natural favorece la salud física y mental, y reduce la exposición a factores ambientales perjudiciales.
9. Consumo moderado de alimentos de origen animal. En todas estas regiones, la carne y el pescado se consumen en pequeñas cantidades y en ocasiones específicas, priorizando las proteínas de origen vegetal como legumbres y nueces.
10. Transmisión de hábitos saludables entre generaciones. Aunque no todas las zonas cuentan con estudios epigenéticos específicos, es razonable pensar que estos estilos de vida han dejado buenas marcas epigenéticas a lo largo del tiempo, beneficiando a las generaciones actuales y futuras.

11

Cuida tu corazón. Más alimentos, menos medicamentos

El corazón es el núcleo vital del cuerpo, un motor incansable que trabaja día y noche para mantenernos vivos latiendo unas cien mil veces diariamente. Comparable a un árbol robusto que distribuye nutrientes a través de cada rama, alimenta cada célula mediante una vasta red de vasos sanguíneos que funcionan como ríos cargados de vida. Esta red, con más de cien mil kilómetros de longitud, asegura que el oxígeno y los nutrientes lleguen adonde se necesitan, al tiempo que elimina desechos metabólicos para mantener el equilibrio interno que permite la vida. Cuidar, escuchar, nutrir y entrenar este órgano es esencial para que su funcionamiento siga siendo armónico y eficiente.

En este capítulo desvelaremos la receta y las herramientas necesarias para fortalecer tu corazón, para que cada latido cuente, desde la alimentación hasta el movimiento, pasando por la manera en que respiras, disfrutas la vida y enfrentas sus adversidades.

Un ejemplo inspirador de cómo un estilo de vida saludable puede transformar la salud cardiovascular lo encontramos en los tsimanés, una comunidad indígena de Bolivia. Reconocidos como la población con los corazones más saludables del mundo, viven en profunda conexión con la naturaleza. Sus días están llenos de actividad física: caza, pesca, agricultura y caminatas prolongadas son parte de su rutina. Su alimentación, basada en carbohidratos no procesados como yuca, plátanos, arroz y maíz, les proporciona energía constante y equilibrada. Además, consumen proteínas de origen animal de forma moderada a través de la pesca y la caza, mientras que las grasas, siempre saludables, son una mínima parte de su dieta libre de ultraprocesados.

En contraste con este pequeño paraíso, las estadísticas globales pintan un panorama preocupante: las enfermedades cardiovasculares son la principal causa de muerte y discapacidad en el mundo. Según datos de la OMS de mortalidad a nivel mundial por enfermedades no transmisibles, las cuatro principales causas en 2023 fueron la enfermedad cardiovascular —diecisiete millones novecientos mil—, en segundo lugar, el cáncer —nueve millones trescientos mil—, en tercer lugar, las enfermedades respiratorias crónicas —cuatro millones cien mil— y por último la diabetes —dos millones—. Este problema acorta la vida y también la deteriora, llevando a millones de personas a depender de medicación que, en muchos casos, podría evitarse con una adecuada educación nutricional y un cambio en el estilo de vida. La prevención debe ser la piedra angular de nuestra estrategia para combatir estas afecciones.

Mi trabajo como nutricionista clínico ha estado profundamente enfocado en la prevención cardiovascular, colaborando con cardiólogos que comparten esta visión. Trabajando juntos hemos demostrado que un enfoque integral puede marcar la diferencia: la alimentación, el ejercicio, la gestión del estrés y el descanso son tan importantes como cualquier tratamiento médico. Este trabajo reduce el riesgo cardiovascular y también mejora la calidad de vida, liberando a muchos de la dependencia innecesaria de medicamentos o haciéndolos más eficaces.

La ciencia y la tecnología seguirán salvando vidas y desempeñan un papel crucial en la medicina moderna. Sin embargo, el ejemplo de los tsimanés y de otras comunidades longevas nos recuerda que la primera línea de defensa siempre debe ser un estilo de vida saludable.

GRÁBATELO A FUEGO
Un corazón fuerte no se logra solo con soluciones rápidas; requiere constancia, conciencia y el compromiso diario de cuidarlo.

GLUCOSA, TRIGLICÉRIDOS Y COLESTEROL

Los vasos sanguíneos son como ríos, riachuelos y arroyos que recorren todo el cuerpo, transportando oxígeno y nutrientes a cada célula y recogiendo desechos para eliminarlos. Sin embargo, en personas con diabetes o prediabetes estos ríos comienzan a acumular sedimentos peligrosos como grasas, colesterol LDL, calcio y otros compuestos que se depositan en las paredes de las arterias. Este proceso, conocido como arteriosclerosis, endurece y estrecha las arterias, dificultando el flujo sanguíneo y aumentando el riesgo de enfermedades cardiovasculares como infartos y accidentes cerebrovasculares.

La glucosa elevada propia de estas condiciones daña directamente las paredes de los vasos sanguíneos. Es como si el exceso de azúcar en sangre «caramelizara» las proteínas de las paredes arteriales a través de un proceso llamado glicación avanzada, volviéndolas más frágiles y vulnerables al daño. Además, cuando los depósitos de colesterol LDL se infiltran en las paredes arteriales, el sistema inmunológico entra en acción. Aquí es donde los macrófagos, que son los basureros del cuerpo, intentan hacer su trabajo. Estas células inmunes detectan el colesterol malo adherido y tratan de comérselo para despejar las arterias, como si fueran trabajadores recogiendo escombros de un río bloqueado. Sin embargo, este colesterol es tan complicado de eliminar que los macrófagos se quedan atrapados en el proceso y terminan transformándose en montones de basura, lo que conocemos como células espumosas. Estas acumulaciones no solo no solucionan el problema, sino que pasan a formar parte de las placas que estrechan las arterias, perpetuando la inflamación y agravando el daño.

Es como si los trabajadores que intentan limpiar el río quedaran atrapados y añadieran más problemas en lugar de eliminarlos.

El papel del colesterol en este proceso también es crucial. El LDL, conocido como el colesterol malo, actúa como la basura que se adhiere a las paredes de las arterias, contribuyendo a la obstrucción. Por otro lado, el HDL, el «colesterol bueno», es como un equipo de limpieza que recoge esa basura y la lleva al hígado para su eliminación. No obstante, en personas con diabetes o prediabetes, los niveles de HDL suelen ser bajos, dejando a las arterias sin su equipo de limpieza natural. Los triglicéridos, otro tipo de grasa en la sangre, también agravan la situación, espesan el flujo, y convierten los ríos en canales lodosos donde todo se mueve con dificultad.

El tabaco, por su parte, es un enemigo silencioso que acelera este proceso. Fumar daña directamente la delicada capa interna de las arterias, conocida como endotelio, lo que facilita la entrada de colesterol LDL y promueve aún más la inflamación. También reduce los niveles de oxígeno en la sangre, obligando al corazón a trabajar más para compensar. Según estudios, los fumadores tienen hasta el doble de riesgo de desarrollar enfermedades cardiovasculares. En las mujeres, este riesgo se multiplica durante la peri y posmenopausia, cuando los niveles de estrógenos —que tienen un efecto protector sobre las arterias— disminuyen, lo que las deja más vulnerables a los problemas cardíacos. En los hombres, el tabaquismo acelera el daño vascular desde edades más tempranas, aumentando la probabilidad de complicaciones graves.

Un accidente cardiovascular es como un derrumbe en un río: las placas y los trombos bloquean el flujo de manera repentina, dejando las zonas dependientes de ese flujo sin oxígeno y nutrientes. Las células del corazón o el cerebro comienzan a morir rápidamente, causando daños irreversibles.

Por eso, no podemos centrarnos solo en el colesterol total. Es esencial entender el equilibrio entre el colesterol LDL y HDL, controlar los niveles de glucosa, vigilar los triglicéridos y abordar los factores de riesgo con un enfoque integral. Esto implica una dieta equilibrada, ejercicio regular, abandono del tabaco y manejo del estrés, que son claves para mantener las arterias limpias y los macrófagos trabajando de manera eficiente, evitando que se conviertan en parte del problema.

La presión arterial. Cuando el río se desborda

Imagina un río que fluye con fuerza. Si su cauce está despejado y el agua circula con facilidad, todo funciona bien. Pero si las lluvias son intensas y constantes, el río se desborda, erosionando los márgenes y dañando todo a su paso. Algo similar ocurre con la presión arterial alta: cuando la sangre circula con demasiada fuerza dentro de las arterias, estas pueden debilitarse, endurecerse o incluso romperse, lo que aumenta el riesgo de infartos y accidentes cerebrovasculares.

El problema de la hipertensión es que suele pasar desapercibida. Es el enemigo silencioso que daña poco a poco los vasos sanguíneos hasta que aparecen complicaciones graves. Entre sus principales causas están la obesidad, el sedentarismo, el consumo excesivo de sal y alcohol, el tabaquismo y, en el caso de las mujeres, también los cambios hormonales de la menopausia.

Clara y su batalla contra la hipertensión
Clara, de cincuenta años, como muchas mujeres en su etapa, comenzó a notar cambios en el cuerpo: aumento de peso, sofocos, insomnio y, lo más preocupante, su presión arterial empezó a dispararse. Llevaba años tomando medicación para controlarla, pero con el tiempo su médico tuvo que subirle la dosis. Lo que antes funcionaba, ya no era suficiente.

Esto ocurre porque, si no se corrigen las causas subyacentes, el organismo desarrolla resistencia a ciertos medicamentos, lo que hace que sea necesario aumentar la dosis o combinarlos con otros.

Decidimos juntos cambiar su destino y pasar a la acción. Lo primero que hizo fue dejar de fumar. Eliminó un factor de riesgo que aumentaba la rigidez de las arterias. Luego adoptó un estilo de vida más saludable basado en el plato equidieta. Su alimentación varió: más vegetales, proteínas de calidad como legumbres y pescado, grasas saludables y menos sal y ultraprocesados. También comenzó a moverse más. Caminaba a diario y practicaba ejercicios de fuerza para combatir la pérdida de masa muscular asociada a la menopausia. El resultado: en seis meses perdió diez kilos y su presión arterial bajó de manera considerable. Su médico redujo la dosis de su medicación y por primera vez en años su tensión se mantenía estable sin necesidad de aumentar fármacos. Clara se sentía mejor físicamente y recuperó energía y confianza en sí misma. Si no hubiese cambiado sus hábitos, lo más probable es que su hipertensión hubiera seguido empeorando, necesitando más fármacos con el tiempo.

Los medicamentos para la presión arterial pueden ser efectivos, pero no curan el problema de raíz. Además, las enzimas que regulan la tensión arterial pueden volverse menos sensibles a la medicación, reduciendo su eficacia. Por eso es fundamental atacar el problema desde su origen: un estilo de vida más saludable.

El caso de Clara es la prueba de que la hipertensión no es un destino inevitable. Con cambios estratégicos y sostenibles se puede reducir la presión arterial, mejorar la salud cardiovascular y en muchos casos disminuir o incluso eliminar la dependencia de fármacos. Al final, no se trata solo de esperar los datos de un tensiómetro, sino pasar a la acción de vivir con más salud y calidad de vida.

En España, la prevalencia de hipertensión arterial asusta. Según cifras recientes, aproximadamente el 33 % de la población adulta padece esta condición, lo que equivale a casi diez millones de personas. Sin embargo, estas podrían ser aún mayores, situándose en torno al 48 % de los pacientes atendidos en consultas de atención primaria. Además, se estima que alrededor de seis millones de hipertensos desconocen su condición, lo que agrava el riesgo de complicaciones cardiovasculares.

El aire que respiras, esa mezcla vital de oxígeno y nitrógeno, es más que un simple recurso para mantenerte vivo. Es el combustible que alimenta cada célula de tu cuerpo, transportado por un sistema cardiovascular que actúa como una red de ríos y arroyos. Pero ¿qué ocurre cuando ese aire no es tan puro? En muchas ciudades y entornos urbanos el aire que respiramos está cargado de gases contaminantes que, aunque invisibles —salvo cuando observamos esas terribles boinas de contaminación al alejarnos de la ciudad—, dañan silenciosamente estos ríos internos que nos mantienen con vida. La calidad del aire que respiramos influye directamente en la salud del sistema cardiovascular. Vivir en entornos con aire contaminado, como ocurre en muchas ciudades, tiene un impacto negativo similar al de llenar un río limpio con desechos tóxicos. Los gases que emiten los automóviles, las fábricas y otras fuentes urbanas, como el dióxido de nitrógeno (NO_2) y el monóxido de carbono (CO), son como sustancias químicas que contaminan los ríos del cuerpo: los vasos sanguíneos. Al ser inhalados, dañan los pulmones, pasan al torrente sanguíneo y comienzan a deteriorar la delicada capa interna de las arterias, conocida como endotelio.

El endotelio, que es como el revestimiento liso y protector de un río, se encarga de mantener el flujo sanguíneo constante y saludable. Pero cuando los contaminantes entran en el sistema, este revestimiento empieza a deteriorarse, permitiendo que grasas como el colesterol LDL, calcio y otros compuestos se adhieran a las paredes de los vasos. Es como si los ríos del cuerpo comenzaran a llenarse de sedimentos que dificultan el flujo del agua. A medida que los depósitos crecen, los vasos se vuelven más estrechos y rígidos, dificultando que la sangre circule libremente y aumentando el riesgo de obstrucciones graves, como infartos y accidentes cerebrovasculares.

Además, la contaminación del aire contribuye a un fenómeno conocido como inflamación sistémica. Este es un estado en el que el sistema de defensa del cuerpo, diseñado para combatir infecciones o reparar daños, se mantiene activado de manera constante debido a la presencia de contaminantes. Es como si el equipo encargado de limpiar el río trabajara sin descanso, agotándose y agravando el problema en lugar de solucionarlo. La inflamación crónica daña las paredes de los vasos sanguíneos, haciéndolas más vulnerables a la acumulación de placas.

Los gases contaminantes también generan estrés oxidativo en el cuerpo. Esto sucede cuando hay un exceso de radicales libres, moléculas dañinas que atacan las células y tejidos. Normalmente, el cuerpo cuenta con antioxidantes para neutralizar estos radicales libres, pero la exposición continua a la contaminación sobrecarga este sistema, dejando que el daño avance. Es como si los ríos del cuerpo, además de estar llenos de sedimentos, comenzaran a corroerse desde adentro.

El daño en los vasos sanguíneos ocurre en las grandes arterias, y en los pequeños arroyos y riachuelos que llegan a los tejidos más delicados, como el corazón y el cerebro. En este entorno contaminado, los «ríos» se vuelven más propensos a obstrucciones que cortan el flujo de oxígeno y nutrientes, lo que puede provocar daños irreversibles.

La exposición prolongada a este tipo de contaminación aumenta significativamente el riesgo de enfermedades cardiovasculares. No se trata solo de lo que comes o cómo te mueves; el aire que respiras es un factor fundamental para proteger tus vasos sanguíneos.

Vivir lejos de áreas altamente contaminadas o abogar por ciudades con un aire más limpio beneficia al medio ambiente y garantiza que los ríos de tu cuerpo sigan fluyendo limpios y saludables.

En el siguiente apartado exploraremos la receta definitiva para garantizar que esos ríos internos sigan nutriendo cada rincón de tu cuerpo de forma fuerte y constante durante toda tu vida.

Receta para un corazón sano

Ingredientes

— Un puñado generoso de alimentos frescos y naturales. Futas, verduras, legumbres y cereales integrales. Añade también proteínas magras como pescados ricos en omega-3 (salmón, sardinas, atún) y carnes blancas (pollo, pavo) para completar el plato.

— Cucharadas soperas de oro líquido: aceite de oliva virgen extra, que aporta ácidos grasos omega-9 para reducir el colesterol malo (LDL), aumentar el bueno (HDL) y proteger tus arterias.

— Una porción de otras grasas saludables. Aguacate, nueces, almendras y semillas de lino o chía, esenciales para mantener la elasticidad de tus arterias y combatir la inflamación.

— Una cucharadita de especias mediterráneas. Dale alegría a tus platos con orégano, romero, cúrcuma, pimienta y tomillo. Sustituye la sal visible e invisible (como la presente en embutidos, conservas y ultraprocesados) por estas especias que aportan sabor y antioxidantes.

— Dos litros de hidratación adecuada. Agua fresca y suficiente para mantener los ríos de tu cuerpo fluyendo correctamente. Los riñones y el corazón trabajan en equipo para mantener el equilibrio, así que no los descuides.

— Un vaso de movimiento diario rodeado de naturaleza. Actividad física moderada, como caminar, bailar o practicar yoga durante al menos treinta minutos al día. Si lo haces al aire libre, añade un extra de aire limpio para multiplicar los beneficios.

— Una pizca de control del estrés. Aprende a relajarte con meditación, respiración consciente o simplemente dedicando tiempo a actividades que te hagan feliz. Recuerda que un corazón tranquilo es un corazón sano.

— Una buena porción de descanso reparador. Duerme al menos siete horas cada noche para que el corazón y todo tu cuerpo se reparen y fortalezcan. Sin un buen descanso, no puede funcionar a pleno rendimiento.

— Un manojo de relaciones saludables. Rodéate de amigos, familia y personas que te aporten amor y energía positiva. El amor y la conexión emocional son ingredientes esenciales para un corazón fuerte.

— Un toque de prevención, Visita a tu cardiólogo y nutricionista regularmente. La prevención es el arma más poderosa para proteger el sistema cardiovascular.

Instrucciones

Mezcla bien los alimentos frescos, las grasas saludables y el aceite de oliva en tus comidas diarias. Añade una buena dosis de actividad física diaria y aire limpio para activar tu cuerpo y mente. Condimenta tus días con especias, reduciendo al máximo la sal visible e invisible. Mantén siempre a la mano un vaso de agua para hidratar tu cuerpo y cuidar tus riñones y arterias. Incorpora pausas diarias para manejar el estrés y un sueño reparador cada noche. Rodea tus días de amor, buenas relaciones y momentos que llenen tu corazón. Sirve todo con una actitud de prevención: no esperes a que algo salga mal para cuidar tu corazón.

Notas del chef

Evita los excesos de cafeína y bebidas estimulantes con taurina que pueden alterar el ritmo cardíaco. Prioriza infusiones, té verde o simplemente agua. Controla los niveles de glucosa evitando los picos de azúcar: opta por alimentos de bajo índice glucémico como frutas enteras, legumbres y cereales integrales.

Presentación

Sirve esta receta cada día con dedicación y amor. Comparte tus conocimientos con los demás, porque enseñar a otros a cuidar su corazón también fortalece el tuyo. Un corazón sano es el mejor regalo que puedes darte a ti y a quienes te rodean. ¡Manos a la obra y qué aproveche!

12

Nutre tu ejército protector

¿Y si lo que comes pudiera determinar cuántas veces te resfrías al año o cuántos días te duran los síntomas de una gripe? Una de las ramas que más me apasiona de mi profesión es la inmunonutrición, que estudia cómo los nutrientes y la dieta influyen en el funcionamiento del sistema inmunitario.

Cada vez más pacientes me preguntan qué hacer para no pillar todos los virus o me comentan creer que tienen las defensas bajas y que no paran de ponerse enfermos. Quiero hablar en este capítulo —que es de mis favoritos— de cómo los alimentos y algunos compuestos bioactivos son capaces de modular esta maravilla de la naturaleza.

El sistema inmunitario es nuestra barrera invisible, un escudo incansable que trabaja para protegernos de las innumerables amenazas que nos rodean. Este sofisticado entramado de células, tejidos y órganos es capaz de reconocer lo propio de lo ajeno, respetando los alimentos que ingerimos, las bacterias beneficiosas que nos ayudan a sobrevivir y las sustancias del entorno con las que coexistimos. Al mismo tiempo, combate virus, bacterias, parásitos y toxinas que intentan irrumpir en nuestro cuerpo. Si funciona correctamente, es como un guardián que actúa con precisión quirúrgica, tiene una memoria ejemplar que recuerda a los invasores que se ha encontrado antes, asegurando que el organismo se mantenga en equilibrio. Pero cuando falla, da lugar a infecciones descontroladas, inflamaciones crónicas o incluso a que las propias defensas se vuelvan en nuestra contra con las enfermedades autoinmunes y en contra de los alimentos que comemos.

El sistema inmunitario no solo actúa como un vigilante frente a amenazas externas, sino que también lo hace como un reparador constante que vela por la salud de las células. Cada día el ADN está expuesto a agresiones, desde factores ambientales como la radiación solar hasta procesos naturales dentro del organismo. Cuando se producen daños en el ADN, el sistema inmunitario entra en acción, identificando y eliminando células descontroladas o defectuosas que podrían representar un riesgo. Este proceso de vigilancia es esencial para prevenir que estas células dañadas se conviertan en tumores. Es un ejemplo fascinante de cómo el cuerpo está diseñado para protegernos a múltiples niveles, siempre buscando restaurar el equilibrio y preservar la vida. Cuidar de este sistema refuerza nuestras defensas y contribuye a mantener un entorno celular sano y estable, clave para darnos calidad de vida.

Hoy en día los desafíos que acechan a este ejército van en aumento. El cambio climático y sus efectos impredecibles están facilitando la aparición de nuevas enfermedades y la propagación de algunas en zonas donde eran desconocidas. A esto se suma la creciente amenaza de la resistencia a los antibióticos, que está convirtiendo infecciones antes manejables en verdaderas amenazas para la salud global. Además, los virus emergentes nos recuerdan constantemente nuestra vulnerabilidad y la necesidad de mantener un sistema inmunitario robusto y preparado para enfrentar lo inesperado.

El funcionamiento de este escudo protector no depende solo de las células inmunitarias, está influido por el entorno y las decisiones diarias: nuestro estilo de vida. Una alimentación inadecuada, un mal estado nutricional, la obesidad, el estrés crónico, el sedentarismo, el tabaquismo, el consumo de alcohol y la contaminación pueden debilitarlo, abriendo la puerta a enfermedades y complicaciones. Por otro lado, una alimentación adecuada que nos coloque en un buen estado nutricional y un peso adecuado puede reforzar las defensas, ayudando a prevenir y controlar enfermedades inflamatorias, autoinmunes, infecciosas e incluso metabólicas.

Un caso que nunca olvidaré es el de Omar, un niño saharaui de nueve años que vino a consulta como parte de un programa de acogida. Venía con signos de desnutrición crónica: bajo peso, altura más baja de lo esperado para su edad y piel seca por falta de nutrientes esenciales como vitamina A y ácidos grasos. Tenía parásitos intestinales y una dieta basada en cereales refinados y azúcares, con una carencia del resto de proteínas y vitaminas de las que ya tanto has aprendido. Sufría infecciones frecuentes, como resfriados y diarreas. Con pequeñas pero importantes intervenciones nutricionales, como la incorporación de huevos, pollo, legumbres, pescado y más frutas frescas y el apoyo de suplementos de vitamina D y A, su recuperación de peso y energía fueron evidentes en pocas semanas. Pero lo fundamental es que cesaron las infecciones porque su sistema inmunitario recuperó su equilibrio y fortaleza. Otro caso que contrasta con el de Omar nos trae al primer mundo y da mucho que pensar. Alicia acudió a mi consulta tras seguir una dieta extrema que encontró en redes sociales. Había perdido mucho peso en poco tiempo con una dieta muy baja en calorías, deficiente en proteínas y sin grasas de casi ningún tipo, ni buenas ni menos buenas. Llegó con fatiga constante, infecciones de orina consecutivas y heridas en los pies que no le cicatrizaban bien. Su sistema inmunitario no funcionaba porque le faltaban muchos nutrientes esenciales para el sistema inmune: desde proteínas hasta hierro o vitaminas del grupo B. Tuve que reintroducir poco a poco un programa de alimentación equilibrado y centrarnos en la educación nutricional para no solo recuperar sus defensas, sino para asegurarme de que no volvería a sucederle nada parecido.

Óscar y el impacto de la obesidad en su salud inmunitaria
Óscar, un hombre de treinta y cinco años, estaba preocupado por su peso y sus frecuentes infecciones respiratorias por las que ya había sufrido algunos ingresos. Con ciento cuarenta kilos

y un índice de masa corporal de cuarenta y dos, estaba en un estado de obesidad mórbida.

Comía habitualmente ultraprocesados y su análisis revelaba niveles bajos de vitaminas y minerales clave como vitamina D, zinc y magnesio, esenciales para el funcionamiento óptimo del sistema inmunitario.

En el caso de Óscar, la acumulación excesiva de tejido graso no era solo un problema de peso: el tejido adiposo actuaba por su cuenta, liberando moléculas proinflamatorias y ácidos grasos que le mantenían en un estado que llamamos de inflamación crónica de bajo grado; es como si en su organismo hubiera un ambiente hostil. En lugar de estar preparado para responder eficazmente a amenazas externas, como virus o bacterias, su sistema inmunitario estaba constantemente ocupado tratando de gestionar esta inflamación interna. Esto lo dejaba más expuesto a infecciones recurrentes, como resfriados, y complicaba su capacidad para combatirlas, alargando los procesos de recuperación. Su sistema inmunitario no estaba «débil» en el sentido clásico, como ocurre en estados de desnutrición severa, sino que estaba a tope. Esta actividad constante genera un desgaste innecesario de las células inmunitarias y con el tiempo provoca una menor capacidad para responder de manera eficiente. Además, este ambiente proinflamatorio favorecía la resistencia a la insulina, lo que no solo le complicaba perder peso, sino que lo colocaba al borde de la diabetes tipo 2 y le agravaría sus problemas de defensas.

Aunque consumía gran cantidad de alimentos, como la dieta estaba dominada por ultraprocesados ricos en calorías y pobres en nutrientes esenciales, Óscar escondía una malnutrición enmascarada. La falta de zinc dificultaba la regeneración de tejidos y el combate eficaz contra infecciones. Los bajos niveles de magnesio contribuían al estrés oxidativo, agravando la inflamación. Y su déficit de vitamina D afectaba la capacidad de las células inmunitarias para regular la inflamación.

Lo primero fue reducir los ultraprocesados y priorizar una alimentación de alimentos ricos en nutrientes esenciales: se puede perder peso de forma progresiva aumentando el valor nutricional de la dieta y mejorando el estado nutricional. La actividad física moderada también fue necesaria porque ayuda y mucho al sistema inmunitario como veremos más adelante. Fue preciso suplementar con vitaminas y minerales, pero de forma controlada y monitorizada.

El caso de Óscar demuestra que la obesidad es más que un problema estético o metabólico, es un estado que compromete profundamente el sistema inmunitario.

La obesidad y el sistema inmunitario son como compañeros de piso problemáticos: uno desordena con inflamación constante y el otro, agotado, no puede hacer bien su trabajo.

Pirámide de la inmunonutrición

En este contexto, el papel de la microbiota intestinal es vital. Estas diminutas mascotas que conviven con nosotros regulan la inflamación, fortalecen las barreras defensivas y también se comunican con el sistema inmunitario para coordinar una respuesta adecuada. Sin un intestino saludable es complicado que nos podamos defender de manera eficaz o, peor aún, puede que el sistema actúe de manera desordenada. Tener un desequilibrio en las bacterias amigas, como la famosa disbiosis intestinal, causa inflamación y esto, según hemos visto, tiene un papel protagonista en el funcionamiento de nuestras defensas.

Qué mejor forma que una pirámide (figura 7) para explicar cómo debería ser la dieta —alimentación y estilo de vida— para fortalecer y poner a funcionar al sistema inmunitario.

Base de la pirámide: hábitos saludables

— Sueño reparador. Con siete o nueve horas bien dormidas refuerzas el sistema inmunitario y la memoria de tus defensas para enfrentarse a viejos conocidos que te acechen.

— Actividad física regular. Muévete y entrena tanto tu corazón como la fuerza de tus músculos con descansos adecuados. El ejercicio en exceso puede tener un efecto negativo en las defensas, más sin el descanso apropiado.
— Gestión del estrés. Meditación, respiración consciente y contacto con la naturaleza.
— Hidratación adecuada. El mejor líquido para hidratarte es y será el agua. Aunque hay infusiones interesantes como las elaboradas con jengibre y cúrcuma.
— Exposición al sol (vitamina D) durante quince-veinte minutos al día, siempre sin pasarte y dependiendo de la época del año. Como veremos más adelante, la luz natural regula la producción de melatonina.

Segundo nivel: alimentos clave

Aunque de esto ya has aprendido mucho, vamos a reforzar lo fundamental:

— Verduras y frutas coloridas. El consumo diario de frutas y verduras de todos los colores asegura la ingesta asociada de diferentes sustancias que favorecen el correcto funcionamiento de tu escudo protector. Vitaminas, minerales, antioxidantes, fibra soluble e insoluble y numerosos compuestos bioactivos que ayudan a equilibrar y fortalecer tus defensas y a mantener la salud intestinal a punto para que la flora intestinal colabore con el sistema inmune y todo funcione bien. Variedad en tu dieta significa diversidad y salud en tu microbiota.
— Proteínas de calidad. Fuentes vegetales (tofu, legumbres, frutos secos) y animales (pescado, huevo, carnes magras).
— Grasas saludables. El equilibrio entre los ácidos grasos omega-3 y omega-6 es clave para un sistema inmunitario fuerte y una inflamación controlada, ya que los primeros ayudan a reducir la inflamación, mientras que un exceso

de omega-6 puede aumentarla si no se consumen en proporciones adecuadas. En la dieta occidental, los omega-6 se encuentran principalmente en aceites vegetales como el de girasol, maíz y soja, así como en ultraprocesados, fritos y productos industriales. Por otro lado, los omega-3 están presentes en pescados grasos como el salmón, las sardinas y la caballa, ciertos mariscos como los mejillones, además de en semillas de chía, lino y nueces, aunque su consumo suele ser insuficiente en comparación con el de omega-6.

— Alimentos fermentados. Yogur, kéfir, chucrut, miso y kimchi: tu sistema inmunitario echará de menos los alimentos fermentados si no los incluyes diariamente.

Tercer nivel: nutrientes específicos

— Vitamina D. Pescados azules, huevos, setas y otros alimentos aportan solo un 20 %, mientras que la exposición solar controlada (no más de quince-veinte minutos al día), aporta el 80 % restante.

— Los betaglucanos de los hongos y de otros alimentos como la avena activan el sistema de complemento frente a agentes hostiles, favorecen el aumento de macrófagos (células capaces de comerse bacterias patógenas) y funcionalidad de las células *natural killer* o que destruyen células infectadas o cancerosas.

— Zinc. Semillas de calabaza, legumbres, frutos secos, mariscos.

— Selenio. Nueces de Brasil, pescados y huevos.

— Polifenoles y flavonoides. Té verde, cacao puro, uvas, frutos rojos o cítricos no deberían faltar en tu dieta.

Cuarto nivel: suplementación

La suplementación —vitaminas, minerales, probióticos y prebióticos específicos, antioxidantes...— debe ser individualizada según análisis clínico y siempre bajo supervisión médica.

Cima de la pirámide: medicamentos

Cuando sean necesarios, siempre bajo prescripción médica y cumpliendo el resto de niveles para que actúen con eficacia. El techo de la pirámide no se sostiene sin una base sólida.

13

La química en la cocina

La primera vez que me explicaron en la universidad lo que sucede mientras disfrutas con tu familia y amigos de una barbacoa, entendí claramente que cocinar es mucho más que aplicar calor a los alimentos; es una auténtica tormenta química.

Imagina una sinfonía en la que cada ingrediente es un instrumento que al someterse al fuego empieza a tocar su propia melodía, liberando aromas, cambiando colores y potenciando sabores. La cocina es ese lugar mágico en el que las reacciones químicas transforman los alimentos de simples ingredientes a experiencias sensoriales inolvidables. Y esta transformación ocurre tanto en el plato como en nosotros.

Así como el fuego carameliza, dora y potencia los alimentos, también influye en su valor nutricional, modificando vitaminas, minerales y compuestos bioactivos. Algunos nutrientes se potencian y otros se degradan o se pierden. La cocina, por consiguiente, es un equilibrio delicado entre arte y ciencia, en el que las elecciones culinarias afectan directamente nuestra salud. No solo somos lo que comemos, sino también cómo cocinamos lo que comemos.

Desde las reacciones químicas responsable del dorado y sabor delicioso del pan recién hecho hasta la gelificación del colágeno que hace tiernas las piezas más duras, cada proceso culinario es un baile de moléculas que transforma lo ordinario en excepcional. Por eso, entender la química en la cocina nos permitirá tomar decisiones más informadas para disfrutar de platos deliciosos sin perder de vista el equilibrio nutricional.

Este capítulo te mostrará cómo una simple comida se puede convertir en una obra maestra o bien en una tormenta tóxica.

Calor, tiempo y combinación de ingredientes

¡Aquí hay tomate!

Un ejemplo es el licopeno, un potente antioxidante presente en el tomate —un básico de la dieta mediterránea— que ha demostrado tener beneficios para la salud, como la protección contra el daño oxidativo y la reducción del riesgo de enfermedades cardiovasculares.

La disponibilidad del licopeno mejora significativamente al cocinar el tomate, ya que el calor rompe las paredes celulares y permite que el cuerpo lo absorba mejor. No solo el calor ayuda a liberar el licopeno; también al triturarlo, como en el gazpacho, se facilita su absorción. Los que tienen un rojo intenso suelen llevar una mayor concentración de licopeno, el carotenoide responsable de su color característico y de sus propiedades antioxidantes. Entre las variedades más ricas en licopeno se encuentran el tomate pera.

Además, combinarlo con aceite de oliva virgen extra potencia aún más su biodisponibilidad, ya que este antioxidante es liposoluble y se absorbe mejor en presencia de grasas saludables. Investigaciones han demostrado que freír el tomate en aceite de oliva no solo mejora su sabor, sino que también incrementa la disponibilidad de licopeno en el organismo.

El gazpacho, una receta icónica de la cocina mediterránea, es un claro ejemplo de cómo la trituración y la mezcla de ingredientes como tomate, aceite de oliva y pimiento crean un plato delicioso que optimizan la absorción de licopeno y otros nutrientes esenciales. Por otro lado, la salsa de tomate casera cocinada a fuego lento con especias naturales es otra forma excelente de aprovechar este antioxidante. Sin embargo, es importante tener en cuenta que productos comerciales como el kétchup también contienen licopeno, pero suelen estar acompañados de ingredientes menos deseables como azúcares añadidos y conservantes.

Triturar, mezclar y calentar el tomate son estrategias efectivas para maximizar sus propiedades saludables, permitiéndonos disfrutar de sus beneficios mientras potenciamos su sabor y texturas. Desde ahora espero que el gazpacho se convierta en una de tus apuestas en tu nueva alimentación y te acuerdes del licopeno acompañado de otros nutrientes haciendo su trabajo protector y reforzando tu sistema inmunitario, del que ya hemos aprendido algo.

Crema de zanahoria y calabaza

La zanahoria y la calabaza son ricas en betacarotenos, que el cuerpo convierte en vitamina A, fundamental para la salud ocular, la piel y el sistema inmunológico. Cocinarlas potencia la disponibilidad de estos compuestos, ya que el calor rompe las estructuras celulares, facilitando su absorción. Además, añadir una fuente de grasa saludable como el aceite de oliva virgen extra mejora su biodisponibilidad al ser un nutriente liposoluble. Una deliciosa forma de disfrutar de estos beneficios es preparando una crema de zanahoria y calabaza. Para hacerla, simplemente cocina a fuego lento zanahorias y calabaza con cebolla, ajo y caldo de verduras hasta que estén tiernas. Luego, tritura la mezcla añadiendo un chorrito de aceite de oliva virgen extra para realzar el sabor y optimizar la absorción de los nutrientes.

Otro alimento que mejora su valor nutritivo al cocinarse es la espinaca. Aunque cruda es una excelente fuente de nutrientes, su cocción reduce los niveles de ácido oxálico, un compuesto que puede interferir con la absorción de minerales como el calcio y el hierro, mejorando así su biodisponibilidad.

Antinutrientes

Hay alimentos que contienen compuestos conocidos como antinutrientes que pueden dificultar la absorción de minerales y otros nutrientes esenciales. Un ejemplo claro son las legumbres, que tienen fitatos y lectinas, los cuales pueden reducir la absorción de hierro y zinc. Sin embargo, como ya vimos, procesos como el remojo, la cocción prolongada y la fermentación los reducen significativamente, haciendo que sean más digestibles y nutritivas.

Otro caso interesante es el de la yuca, que contiene cianógenos, compuestos tóxicos que pueden causar problemas de salud si se consumen crudos. Cocinarla a altas temperaturas descompone estos compuestos, volviéndola segura y deliciosa para el consumo.

La solanina de la patata

No podemos hablar de tóxicos en la cocina sin hablar de la patata. Su nombre científico es *Solanum tuberosum,* pero detrás de esta denominación se esconde uno de los alimentos más básicos y versátiles en la alimentación mundial. Originaria de los Andes, fue llevada a Europa en el siglo XVI y desde entonces se ha convertido en un pilar fundamental en muchas dietas. Curiosamente, en sus inicios fue considerada solo como alimento para animales y no para el consumo humano, hasta que se descubrió su alto valor nutritivo y su capacidad para alimentar a poblaciones enteras durante épocas de hambruna.

A lo largo de la historia ha habido casos documentados de intoxicaciones por solanina. Un ejemplo notable ocurrió en Alemania en el siglo XIX, cuando una cosecha de patatas afectada por el frío desarrolló niveles peligrosamente altos de solanina, causando brotes de intoxicación en la población. Los síntomas de intoxicación por este compuesto incluyen náuseas, vómitos, diarrea y, en casos graves, síntomas neurológicos como alucinaciones y parálisis.

La solanina es un glicoalcaloide tóxico que se encuentra principalmente en la piel, los brotes y las partes verdes de la patata. Su consumo en altas cantidades puede ser perjudicial para la salud. Por fortuna, el calor reduce parcialmente su contenido, aunque no la elimina por completo. Hervir las patatas es uno de los métodos más eficaces para disminuir la concentración de solanina, ya que permite que esta sustancia se disuelva en el agua. Sin embargo, la fritura y el horneado no logran suprimirla en la misma medida, por lo que se recomienda desechar las partes verdes y los brotes antes de la cocción.

Para evitar la acumulación de solanina, es fundamental almacenar las patatas en un lugar fresco, seco y oscuro, lejos de la luz y la humedad, ya que estas condiciones pueden acelerar la formación de compuestos tóxicos. Evitar las patatas con brotes, piel verde o almacenadas durante períodos prolongados también ayuda a prevenir una ingesta excesiva de solanina.

Seguimos hablando de las patatas, que se convierten al freírlas en una de las tapas más frecuentes: económicas, fáciles y que gustan a casi todos. Una pena que, además de quinientas cuarenta kilocalorías por cada cien gramos, contengan niveles elevados de una sustancia química de dudosa seguridad. Una de cada cinco bolsas de patatas fritas en nuestro país presentaba en 2015 niveles elevados de acrilamida, considerado como «probablemente carcinógeno en humanos» por la Organización Mundial de la Salud.

La acrilamida y sustancias derivadas como la glicidamida pueden ser capaces de alterar el ADN. Y ojo a los fumadores a los que apoyo a dejar de serlo para siempre, porque el tabaco es una fuente de exposición de primer nivel a la acrilamida aún más significativa que los alimentos tan cotidianos que vamos a ver a continuación.

Acrilamida: no, gracias

La acrilamida se genera de forma natural cuando cocinamos ciertos alimentos ricos en carbohidratos a temperaturas elevadas, generalmente por encima de los 120 °C, y en condiciones de baja humedad. Su descubrimiento se remonta a los primeros días de la cocina humana, cuando nuestros antepasados comenzaron a asar alimentos sobre el fuego, probablemente hace más de cuatrocientos mil años.

Este compuesto se forma principalmente a través de la reacción de Maillard, un proceso químico en el que los azúcares reductores —la glucosa y la fructosa, por ejemplo— interactúan con aminoácidos como la asparagina, adquiriendo tonos marrones. La reacción de Maillard es para mí como un concierto de sabores y olores en el que el azúcar y las proteínas son las estrellas del espectáculo. Cuando se calientan, empiezan a bailar y cantar juntos, liberando notas irresistibles de pan recién horneado, café recién hecho y patatas fritas crujientes. Es ese aroma que nos hace decir: «¡Mmm, algo delicioso se está cocinando!». Y si te acercas demasiado a la sartén, es posible que el olor te atrape y no te deje ir hasta que hayas dado el primer bocado. En resumen: huele a felicidad, a recuerdos de la infancia y a la tentación que nos hace seguir la nariz hasta la cocina. Aunque su presencia es inevitable en muchos productos horneados o fritos, su producción puede minimizarse adoptando ciertas prácticas culinarias que nos permitan seguir gozando con cabeza de esta reacción que nos acompaña desde siempre.

Estudios científicos han identificado una variedad de alimentos con niveles elevados de acrilamida, entre los que destacan galletas dulces y saladas, cereales de desayuno, patatas fritas, pan tostado, bollería, chips de patata, frutos secos tostados, el café tostado. Seguro que te imaginas el grupo de población que por su corta edad y peso están sometidos a un mayor riesgo de consumo: los más pequeños. Los ultraprocesados de los supermercados de todo el mundo están llenos de atractivos envases para niños llenos de azúcares añadidos y grasas poco saludables, que aunque muestren su valor nutricional e ingredientes, esconden elevadas cantidades de acrilamida no declarada. Existe una amplia gama de alimentos infantiles elaborados a base de cereales para lactantes y niños de corta edad con niveles inaceptables. Otra razón más para reducir este tipo de productos y ser conscientes de los riesgos que lleva su consumo excesivo.

Para minimizar la exposición a la acrilamida en la dieta te recomiendo seguir estas prácticas:

— Reducir el consumo de patatas fritas y optar por otros métodos de cocinado como hervirlas, hacerlas al microondas o incluso al horno. Disminuirás su valor calórico y sobre todo la producción de esta sustancia tóxica. Mi tapa saludable con patatas preferida: las papas hervidas y aliñadas con un poquito de aceite de oliva virgen extra crudo, ajo y perejil. Si las vas a freír, mejor frescas que congeladas y conservadas a más de 8 °C para evitar que germinen y aumenten su contenido en almidón. También las puedes meter en agua fría peladas un par de horas para eliminar parte del almidón.

— No abusar del consumo de café, ya que tanto el natural como el torrefacto la contiene. El té verde o blanco es una opción más saludable con cantidades nulas o insignificantes de esta sustancia.
— Siempre es mejor cocer que freír u hornear, pero si no te queda más remedio, evita hacerlo a elevadas temperaturas y con tiempos prolongados, no lo hagas a más de 175 °C en el horno y que la fritura sea con aceite de oliva, más estable al calor y que no humee a la hora de cocinar.
— Las galletas tanto dulces como saladas procesadas de forma industrial son horneadas a elevadas temperaturas y, por tanto, no deben formar parte de tu dieta diaria, menos aún en los más pequeños (otra razón para reducir su consumo, además de su contenido en azúcar, grasas hidrogenadas y aceites refinados de palma, girasol o colza).
— No abusar de los cereales de desayuno, una buena sustitución son los copos de avena naturales.
— No abrasar los alimentos. Las tostadas de pan y las patatas, doradas; nunca quemadas.
— Elegir mejor pan tradicional artesano antes que biscotes y *crackers*, que se procesan a temperaturas más elevadas.
— Educar a los más pequeños de la casa sobre la importancia de reducir en la dieta el consumo de alimentos ricos en acrilamida, ya que es la población con mayor riesgo.

Para hacer unas ricas y saludables papas fritas en casa solo necesitas unas patatas con bajo contenido en azúcares —las que venden en los supermercados con la etiqueta «para freír»—, agua fría y aceite de oliva virgen extra y algo de sal. Para prepararlas, pélalas y córtalas en bastones. Remójalas en agua fría durante al menos treinta minutos para reducir los azúcares. Escurre bien y sécalas con un paño limpio. Cocina al vapor durante diez minutos y después hornea a 180 °C —al horno o en la *air fryer*— hasta que estén ligeramente doradas, evitando un color marrón oscuro. Recuerda siempre que dorado claro es seguro. Sirve con un toque de sal.

Los riesgos de las freidoras de aire

Las freidoras de aire, conocidas como *air fryers*, han ganado popularidad por ser una alternativa saludable a la fritura tradicional. Sin embargo, es importante comprender que estos dispositivos funcionan de manera similar a un horno de convección, aplicando calor seco que favorecen la reacción de Maillard y la aparición de elevadas cantidades de acrilamida si no se controlan los tiempos y las temperaturas. La acrilamida se pone contenta con temperaturas superiores a 180 °C, pudiendo aumentar hasta en un 50 % su formación en comparación con otros métodos de cocción menos agresivos, como el hervido o la cocción al vapor.

Consejos para un uso seguro de la *air fryer*
1. Controla la temperatura de cocción. Evita ajustar la freidora a temperaturas superiores a 180 °C. 2. Un color dorado claro ya es indicativo de que no debes pasar de ese grado de cocción. 3. Precocinados industriales para estas freidoras como patatas fritas y empanados contienen ingredientes que favorecen el tostado y la formación de acrilamida, por lo que es mejor usar ingredientes frescos y cocina casera.

Siguiendo estas recomendaciones, puedes beneficiarte de este tipo de freidoras sin comprometer la salud. La clave está en la moderación y en la elección de ingredientes adecuados.

Come con cabeza

Volvemos al principio del capítulo: imagina una tarde soleada, rodeado de amigos, con el crepitar de la parrilla y el aroma irresistible de la carne asándose lentamente. La barbacoa es sinónimo de disfrute y tradición, pero ¿alguna vez te has preguntado qué sucede en esos momentos mágicos mientras la grasa chisporrotea y el humo se eleva? Más allá del sabor y la experiencia social, existe una fascinante tormenta química en juego que puede tener implicaciones para la salud.

Durante el proceso de asado, la combinación de altas temperaturas y alimentos ricos en proteínas —carnes y pescados— da lugar a la formación de aminas heterocíclicas (AHC) y hidrocarburos aromáticos policíclicos (HAP). Las AHC aparecen cuando los aminoácidos, la creatina y los azúcares presentes en la carne reaccionan al calor extremo —como cuando recalientas un plástico—, mientras que los HAP se generan cuando la grasa gotea sobre las brasas, provocando llamas y humo que impregnan los alimentos con estos compuestos —como el humo de una chimenea—.

Diversos estudios han demostrado que tanto las AHC como los HAP son compuestos que pueden alterar el ADN celular, y su consumo prolongado ha sido relacionado con un mayor riesgo de enfermedades crónicas, incluyendo ciertos tipos de cáncer. Sin embargo, no hay razón para alarmarse, ya que existen formas prácticas de reducir su presencia en nuestras parrillas y si no abusamos de las mismas.

Por fortuna, gozar de una buena barbacoa no significa necesariamente comprometer la salud. Algunas estrategias simples permiten minimizar la formación de estos compuestos sin renunciar al placer de la parrilla:

— Marina con inteligencia. Un buen adobo no solo potencia el sabor, también actúa como una barrera protectora. Marinadas a base de vinagre, limón, aceite de oliva, hierbas frescas, como romero o tomillo, y especias antioxidantes, como el ajo o la cúrcuma, pueden reducir de forma significativa la formación de AHC.

— Elige cortes magros. La grasa es la principal culpable de la formación de HAP, por lo que optar por carnes más magras o eliminar el exceso de grasa visible antes de asarlas puede marcar una gran diferencia.

- Precocción estratégica. Cocinar ligeramente los alimentos en el horno o al vapor antes de colocarlos en la parrilla ayuda a reducir el tiempo de exposición a las altas temperaturas y, por ende, la formación de compuestos nocivos.
- Evita el contacto directo con las llamas. Asar a fuego medio o indirecto en lugar de exponer los alimentos a llamas abiertas permite una cocción más controlada y saludable. Dar la vuelta con frecuencia a la carne también contribuye a reducir la exposición al calor extremo.
- Retira las partes quemadas. Las zonas carbonizadas pueden contener concentraciones elevadas de compuestos nocivos. Eliminarlas antes de consumir los alimentos es una medida sencilla pero eficaz.

Una barbacoa saludable no debe limitarse únicamente a la carne. Incorporar ensaladas frescas, gazpachos, brochetas de verduras y guarniciones ligeras complementa los sabores, aporta fibra, antioxidantes y micronutrientes que ayudan a neutralizar algunos de los efectos negativos de los compuestos formados durante el asado. Por ejemplo, acompañar una hamburguesa a la parrilla con una ensalada de hojas verdes ricas en clorofila, tomate y aguacate proporciona una excelente combinación de antioxidantes que pueden paliar parte del estrés oxidativo derivado de la ingesta de alimentos cocinados a altas temperaturas.

La próxima vez que enciendas el carbón, hazlo con conocimiento, disfruta con equilibrio y convierte tu barbacoa en una experiencia deliciosa y sana.

14

El secreto de una buena hidratación

Para entender los secretos de una buena hidratación, primero debemos comprender la importancia del agua en el organismo. Esta molécula, aparentemente sencilla (H_2O), es en realidad el origen de todo. No solo es el componente más abundante del cuerpo, sino que participa en cada uno de sus procesos vitales. Sin una correcta hidratación, no hay salud que valga. Aunque no aporta calorías ni energía, es el gran motor silencioso, el que hace que todo funcione sin que apenas lo notemos. Sin agua, nada iría bien: ni los músculos responderían, ni la sangre fluiría como debe ni podríamos regular nuestra temperatura. Más que un simple líquido, es el vehículo que transporta los nutrientes y el oxígeno a las células, ayuda a eliminar lo que no necesitamos, lubrica las articulaciones y permite que las reacciones químicas ocurran. En definitiva: es la base de la vida.

Pero ¿qué significa estar bien hidratado? Significa que el cuerpo recibe la cantidad suficiente de agua para mantenerse en equilibrio. No se trata de esperar a tener sed, se trata de darle lo que precisa antes de que lo pida. Si la piel luce apagada, la cabeza te duele sin razón o tu nivel energía está por los suelos, es posible que no te estés hidratando de manera correcta.

Podemos sobrevivir entre tres y siete días sin beber agua, pero en condiciones extremas, como calor intenso o actividad física sin reposición de líquidos, la deshidratación es letal en tan solo veinticuatro-cuarenta y ocho horas. En cambio, sin comida, una persona es capaz de resistir entre treinta y sesenta días, siempre que tenga suficiente agua. Sin agua, no hay plan B.

Curiosidad
El agua representa aproximadamente el 90 % del peso corporal de un bebé prematuro, el 75 % en un recién nacido a término y alrededor del 60 % en un adulto. Con la edad, su proporción disminuye, alcanzando cerca del 50 % en una persona anciana.

La diferencia entre un organismo sano y uno enfermo muchas veces comienza en el equilibrio de este recurso fundamental. En consulta, uno de los primeros aspectos que observo en mis pacientes es su estado de hidratación: la apariencia de su piel, su mucosa oral, el tono de sus tejidos. Hoy contamos con herramientas modernas como básculas de bioimpedancia y análisis de sangre y orina, pero a veces salta a simple vista que en personas sanas no se bebe suficiente: no hay piel sana sin buena hidratación por muchos suplementos de colágeno y vitamina C que se ingieran.

Mientras reflexionamos sobre la importancia del agua, nos enfrentamos a una paradoja global estremecedora: más de dos mil doscientos millones de personas en el mundo no tienen acceso a agua potable segura. Mientras tanto, millones de individuos viven bajo una epidemia de obesidad brutalmente relacionada con el consumo excesivo de bebidas azucaradas y ultraprocesadas.

Este capítulo te invita a nutrirte. Vamos a descubrir juntos qué beber para vivir más y mejor. ¡A por ello!

Ciencia y conciencia en cada sorbo

¿Cuánto debemos beber? Teniendo en cuenta que un ser humano de ochenta años debería haber bebido unos trescientos mil vasos de agua, la hidratación se merece un papel protagonista en nuestra salud. El agua que consumimos no se limita solo a las bebidas; una porción significativa de nuestra hidratación diaria proviene de los alimentos que ingerimos. En una dieta equilibrada se estima que entre el 20 y el 30 % del aporte hídrico se obtiene de los alimentos, mientras que el 70-80 % restante proviene de las bebidas. Frutas y verduras, por ejemplo, el pepino, la sandía y la lechuga, contienen más del 90 % de agua. Asimismo, productos lácteos como el yogur y la leche aportan cantidades significativas de líquido, al igual que caldos, sopas y gelatinas, que están compuestos casi en su totalidad por agua. En contraste, los ultraprocesados, como galletas o aperitivos salados, tienen un contenido hídrico muy bajo y pueden contribuir a la deshidratación si no se compensa con una ingesta adecuada de líquidos.

Determinar la cantidad exacta de agua que debemos consumir es un tema de debate. Diversas instituciones han establecido recomendaciones que varían ligeramente. Por ejemplo, la Universidad de Harvard sugiere una ingesta diaria de entre dos y tres litros, dependiendo de factores como la actividad física y las condiciones climáticas. Por su parte, la Autoridad Europea de Seguridad Alimentaria (EFSA) recomienda una ingesta de dos litros diarios para mujeres y dos litros y medio para hombres en situaciones normales. La Organización Mundial de la Salud coincide en que estas cifras son orientativas, pero enfatiza que las necesidades pueden variar considerablemente según el individuo y su entorno. Por ejemplo, un deportista que corre a buen ritmo a una temperatura de 30 °C, puede perder más de dos litros de sudor en una hora, mientras que una persona que trabaja en una oficina con aire acondicionado y realiza poca actividad física requerirá una menor cantidad de líquidos. Por tanto, es fundamental escuchar al cuerpo y ajustar la ingesta según las circunstancias personales.

El reflejo de la sed es el mecanismo natural que nos impulsa a hidratarnos. Sin embargo, este reflejo puede volverse menos confiable con el paso de los años. En los bebés, el sistema que regula la sed aún no está completamente desarrollado, por lo que dependen de la leche materna o de fórmula para mantenerse hidratados. En los adultos mayores, la sensación de sed disminuye, lo que aumenta el riesgo de deshidratación inadvertida. Aunque es cierto que algunas personas no perciben la sed con claridad, tampoco es aconsejable forzar una ingesta excesiva de agua. El equilibrio es esencial: debemos hidratarnos de manera adecuada sin obsesionarnos con normas rígidas que no se aplican universalmente.

El cuerpo humano es un experto en mantener el equilibrio de líquidos, ajustando lo que retiene y lo que elimina a través de la orina, el sudor, la respiración y las heces. Sin embargo, para que esta maquinaria funcione sin fallos necesita nuestra colaboración. Al menos el 70-80 % de lo que bebemos al día debería ser agua pura, el líquido esencial que mantiene en marcha cada proceso vital. Aunque otras bebidas como infusiones, caldos o café pueden contribuir a la hidratación, ninguna reemplaza el papel insustituible del agua. Factores como la edad, el sexo y la composición corporal influyen en cuánta agua necesita cada persona, pero lo que no cambia es que, sin una hidratación adecuada, el cuerpo no puede rendir al máximo. Privar al organismo de agua es como dejar un río sin corriente: el movimiento se estanca, la vida se apaga y todo lo que depende de él comienza a colapsar.

Más allá del agua natural: alternativas de otras bebidas

Té matcha

En Okinawa, el té verde es un básico y el matcha es su versión más concentrada. Se obtiene al moler finamente las hojas de té, conservando toda su clorofila y permitiendo absorber más antioxidantes, como la epigalocatequina galato (EGCG), con posibles beneficios para la salud cardiovascular y cerebral. Su consumo regula la glucosa en sangre, mejora la presión arterial y la elasticidad de los vasos sanguíneos, algo clave para el corazón. Además, aporta saciedad y puede contribuir a fortalecer el sistema inmunitario. Se prepara batiendo una cucharadita, aproximadamente dos gramos, en agua caliente hasta obtener una espuma ligera, pudiendo después añadir leche o bebida vegetal al gusto.

Té blanco y té verde

Ambos provienen de la misma planta, *Camellia sinensis*, pero el té blanco se elabora con brotes tiernos y es más rico en polifenoles, mientras que el verde se calienta para evitar la oxidación. Ambos contienen catequinas, poderosos antioxidantes. En lugar de triturarlo como en el té matcha, las hojas se infusionan para obtener la bebida.

Café natural y *cold brew*

En Cerdeña, el café es un ritual diario. La mejor opción es el de tueste natural y en grano, ya que mantiene sus propiedades sin añadidos innecesarios. Lo ideal es molerlo justo antes de prepararlo para conservar sus antioxidantes y su aroma. Contiene polifenoles y cafeína que pueden favorecer el rendimiento mental y mejorar la capacidad de concentración. Además, su consumo regular se ha relacionado con una menor incidencia de enfermedades hepáticas, una mejor respuesta del cuerpo a la insulina y una reducción del riesgo de diabetes tipo 2. También se ha observado que ejerce un efecto protector frente a ciertos tipos de cáncer y contribuye a una mayor longevidad.

La cafeína del café y la teína del té son en realidad la misma molécula química. La diferencia en sus efectos se debe a las demás sustancias presentes en cada bebida, como los polifenoles y la L-teanina en el té, que modulan su absorción y metabolización en el cuerpo. En el café, la cafeína se absorbe más rápidamente, proporcionando un impulso inmediato, mientras que en el té su liberación es más gradual, generando un estado de alerta más equilibrado.

No es lo mismo un café natural recién molido que el de cápsulas de aluminio, que además de generar residuos innecesarios, suele estar más procesado. Tampoco es la mejor opción el café de la máquina del trabajo, que muchas veces está cargado de azúcar. Y si encima es torrefacto, peor aún: este tipo de café se tuesta con azúcar, generando acrilamida y otros compuestos no deseados.

AGUAS CON FRUTAS Y HIERBAS

Una forma refrescante y natural de hidratarse sin azúcares añadidos. Pepino, fresas, jengibre o limón convierten el agua en una bebida funcional y sin calorías adicionales.

GOLDEN MILK O LECHE DORADA

Se elabora mezclando leche o bebida vegetal con cúrcuma, jengibre, canela y pimienta negra. La curcumina presente en la cúrcuma posee propiedades antioxidantes, mientras que el jengibre favorece la digestión.

KOMBUCHA

Es un té fermentado con un toque ácido y burbujeante. Aunque no es un remedio milagroso para la microbiota, sí puede ser una alternativa refrescante dentro de una alimentación rica en frutas y verduras.

AGUA CON GAS

Algunas aguas con gas provienen de manantiales y conservan minerales naturales mientras que otras se gasifican artificialmente. Aunque el gas puede provocar hinchazón en algunas personas, no hay evidencia de que afecte la presión arterial. Lo que realmente influye es la cantidad de sodio que contenga el agua original.

AGUA DE JAMAICA O INFUSIÓN DE HIBISCO

Su vibrante color y su sabor ligeramente ácido esconden interesantes antioxidantes. Se asocia con beneficios para la presión arterial y es una alternativa natural y sin calorías a los refrescos industriales.

CACAO PURO CON LECHE O BEBIDA VEGETAL

El cacao puro es una fuente natural de flavonoides, compuestos con beneficios potenciales para la circulación y la función cognitiva. Al combinarlo con leche o bebidas vegetales como la de soja, avena, almendra o arroz, se obtiene una bebida con un perfil nutricional interesante. La soja, en particular, contiene isoflavonas, que pueden tener efectos positivos sobre la salud ósea y cardiovascular, además de un impacto epigenético beneficioso.

Infusiones

Yo siempre he sido un amante de las infusiones. No solo por su sabor y su capacidad para reconfortar, sino porque cada una tiene una historia, un origen y una serie de compuestos naturales que pueden aportar algo interesante a nuestra alimentación. Desde una infusión de moringa —que parece interesante para regular los niveles de glucosa en sangre y para la microbiota intestinal— hasta un rooibos con lavanda y azahar para relajar la mente o un té de jengibre cuando necesito calidez y energía, siempre hay una opción para cada momento. Sin embargo, es importante recordar que no todas son adecuadas para todo el mundo. Que sean naturales no significa que sean inofensivas en cualquier circunstancia. Por ejemplo, durante el embarazo, algunas pueden estar contraindicadas. La ruda o el poleo menta pueden provocar contracciones uterinas y están desaconsejadas en esta etapa. Otras, como el regaliz, pueden elevar la presión arterial y no son recomendables para personas con hipertensión. Las plantas tienen un gran poder y, aunque la mayoría de las infusiones se disfrazan sin problema dentro de una alimentación equilibrada, es bueno conocer qué estamos tomando y en qué contexto. La clave, como en todo, está en el equilibrio y en elegir lo que realmente nos sienta bien.

Dentro de las infusiones más utilizadas no podemos olvidar aquellas que ayudan a mejorar la digestión. El hinojo y la manzanilla son dos de las opciones más populares para aliviar la hinchazón, mejorar el tránsito intestinal y calmar el sistema digestivo. La manzanilla, además, tiene un efecto relajante que puede ser útil antes de dormir. Son bebidas suaves, aptas para la mayoría de las personas, pero siempre es recomendable que le pidas opinión a tu nutricionista.

Verdades y mentiras: publicidad engañosa

Durante años, he recopilado las preguntas más interesantes y repetidas que me han hecho sobre hidratación: en consulta, en charlas, en redes sociales y en medios de comunicación. Y no es para menos, porque lo que bebemos es tan importante como lo que comemos. En un mundo donde la publicidad nos bombardea con promesas de bebidas «saludables», «funcionales» y «milagrosas», es fácil perderse. Vamos a desmontar mitos, confirmar verdades y, sobre todo, a aprender juntos. Porque lo que preguntamos y respondemos con ciencia no se olvida.

El agua con limón en ayunas, ¿adelgaza, detoxifica o mejora la digestión?

El agua con limón es simplemente agua más zumo de limón, nada más. No mejora la digestión porque estás en ayunas y no hay nada que digerir ni detoxifica mágicamente tu cuerpo. Para eso, ya vimos que tienes unos maravillosos riñones e hígado que hacen ese trabajo a la perfección, siempre que los cuides con una buena alimentación y un estilo de vida saludable. Además, el limón es bajo en azúcares, por lo que no aporta un impacto significativo en la glucosa en sangre. Su mayor poder está en que te guste y te refresque, y la puedes tomar cuando quieras. Pero si hay un verdadero acierto es cuando cambias un cacao con leche lleno de azúcar o un refresco petado de azúcar por una limonada natural: eso sí es magia. Y si empiezas el día hidratándote con tu agua con limón y lo acompañas con un desayuno saludable, dejando de lado las galletas o la bollería, tu salud y tu energía mejorarán sin duda.

¿La cerveza hidrata después de hacer ejercicio físico?

No, la cerveza no es la mejor opción para rehidratarse tras el ejercicio. Aunque su base es agua, su contenido en alcohol la convierte en una bebida con efecto diurético, lo que significa que, en lugar de ayudar a retener líquidos, favorece su eliminación. Estudios han demostrado que el consumo de alcohol tras el ejercicio interfiere en la síntesis de glucógeno, retrasa la reparación muscular y dificulta la correcta rehidratación.

El alcohol nunca es recomendable, pero después de entrenar su impacto es aún más negativo, ya que el cuerpo necesita reponer líquidos y electrolitos de manera eficiente. Si bien una cerveza puede ser un gesto social tras un partido, desde el punto de vista fisiológico no aporta beneficios para la recuperación. Si realmente quieres hidratarte, opta por agua, una bebida con electrolitos o una limonada natural, opciones que sí favorecen la reposición y el rendimiento. La cerveza sin alcohol puede ser una opción refrescante más recomendable y con algunos beneficios leves para la recuperación después de entrenar, pero no debe sustituir la hidratación principal tras el ejercicio. Lo ideal es consumirla de forma ocasional dentro de una estrategia de recuperación que incluya principalmente agua y alimentos nutritivos para reponer los nutrientes esenciales.

¿Un refresco normal o uno zero?

Un terrón de azúcar estándar pesa aproximadamente cuatro gramos. Un refresco de cola clásico en lata de trescientos treinta mililitros contiene treinta y seis gramos de azúcar, lo que equivale a nueve terrones, mientras que su versión zero no aporta ni uno solo, ya que sustituye el azúcar por edulcorantes artificiales. La AESAN (Agencia Española de Seguridad Alimentaria y Nutrición), recomienda que el consumo de azúcares libres no supere el 5-10 % de las calorías diarias, lo que equivale a menos de seis terrones al día en adultos —veinticinco gramos— y menos de cuatro en niños —quince gramos—. Solo una lata de refresco con azúcar ya duplica o triplica este límite, lo que explica su impacto en la salud. Si hay que elegir entre ambos, un refresco zero es la opción menos perjudicial, pero eso no significa que sea saludable. Tanto los refrescos con azúcar como los zero no deberían formar parte de una rutina normalizada, sino consumirse de manera esporádica.

¿Qué zumo tomar?

Lo ideal siempre es consumir la fruta y las hortalizas enteras o en forma de batido, ya que así se conservan toda su fibra, lo que ayuda a regular la absorción de azúcares y proporciona mayor saciedad. Sin embargo, si se opta por un zumo comercial, es importante saber cuáles son los que menos azúcar contienen. En general, los zumos de hortalizas, como el de tomate o zanahoria, destacan por su bajo contenido en azúcares naturales en comparación con los de frutas. Mientras que uno de naranja o manzana envasado suele aportar diez-doce gramos de azúcar por cada cien mililitros, uno de tomate apenas contiene tres gramos y el de zanahoria ronda los cuatro-seis gramos. Además de su menor impacto en la glucosa en sangre, estos ofrecen compuestos beneficiosos como el licopeno en el tomate, un potente antioxidante, y los betacarotenos en la zanahoria, esenciales para la salud ocular y la piel.

Una excelente alternativa casera es preparar un zumo de tomate natural con limón y pimienta, lo que potencia su sabor y le da un toque más refrescante. Para prepararlo, solo necesitas triturar tomates frescos y colarlos si prefieres una textura más ligera. Luego, añadir unas gotas de limón y una pizca de pimienta negra.

Para hacer una mejor elección en el consumo de zumos, es fundamental optar por versiones cien por cien hortalizas, sin azúcares añadidos ni edulcorantes, y consumirlos de forma ocasional, dando prioridad siempre al alimento entero.

¿Beber agua fría adelgaza?

No, beber agua fría no adelgaza, pero sí genera un pequeño gasto calórico debido al proceso de termogénesis, ya que el cuerpo debe gastar energía para calentarla hasta la temperatura corporal. Sin embargo, este efecto es mínimo y no tiene un impacto significativo en la pérdida de peso. Lo que sí te puede producir es dolor en el estómago por contracción muscular. Es cierto que beber agua en general puede ayudar en la regulación del peso, pues contribuye a la saciedad y favorece un metabolismo eficiente.

Además, en algunas personas tomar agua antes de las comidas puede reducir la ingesta calórica.

En definitiva, el agua fría no es una herramienta para adelgazar, pero mantenerse bien hidratado, elegir agua en lugar de bebidas calóricas y llevar un estilo de vida saludable son estrategias clave para controlar el peso de manera efectiva.

¿Qué agua es mejor?

En general, la del grifo es segura en muchas zonas, pero puede contener microplásticos, especialmente en ciudades con infraestructuras más antiguas. Si te preocupa la calidad del suministro de tu área, un buen filtro te ayudará a reducir estos contaminantes.

La mineral embotellada también es una opción, pero puede contener igualmente microplásticos debido al contacto con el envase, especialmente si se almacena en condiciones de calor o luz solar. Por tanto, aunque el agua sea de calidad, estas diminutas partículas derivadas de las botellas son un factor que debe considerarse. Por ello, el vidrio es una mejor alternativa, y más si es retornable.

Es recomendable limitar el consumo de agua embotellada en plástico siempre que se pueda para reducir los residuos que contribuyen a la contaminación en el mundo y optar por soluciones más sostenibles.

15

Opciones inteligentes para picar entre horas

Independientemente del número de comidas que hagamos al día, todos comemos algo entre ellas, lo que yo llamo el picoteo entre horas. En ocasiones picoteamos por placer, por aburrimiento, en reuniones con amigos, por hambre real o incluso por hambre emocional. ¡Quién no lo ha hecho mientras ve una serie o después de una larga jornada de trabajo! Estos pequeños bocados, elegidos sin pensarlo, pueden ser una excelente oportunidad para cuidarnos si optamos por alternativas saludables. Sin embargo, también pueden llevarnos a caer en tentaciones poco nutritivas, especialmente cuando el estrés o la ansiedad nos empujan a abrir la nevera a la búsqueda de algo rápido y fácil. Y ahí es cuando suelen aparecer los alimentos ultraprocesados, que no solo no nos sacian, sino que tampoco nos nutren correctamente.

Vivimos a un ritmo frenético que nos lleva a seguir guías alimentarias que recomiendan realizar cinco comidas diarias para satisfacer las necesidades nutricionales y mantener nuestra energía y salud. No obstante, más allá del número de comidas —que ya veremos que no tienen por qué ser cinco—, lo más importante es cómo las llevamos a cabo. A veces, el desequilibrio en la dieta ocurre precisamente en el picoteo entre comidas. A media mañana, en el trabajo, en el recreo, mientras vemos una película o después de entrenar, las oportunidades para picar son demasiadas, pero más de una vez no elegimos lo mejor para nuestro cuerpo.

El estrés, en particular, juega un papel clave en este ciclo. Cuando estamos estresados, el cortisol, hormona asociada al estrés de la que hablaré luego, nos hace más propensos a tener hambre emocional, lo que a menudo nos lleva a consumir alimentos poco saludables. Esto afecta nuestra composición corporal a largo plazo y puede contribuir a problemas como la hipertensión, diabetes tipo 2, colesterol alto y enfermedades cardiovasculares. Es crucial aprender a gestionar estos momentos de ansiedad y reemplazar los *snacks* poco sanos por opciones que ayuden a equilibrar nuestro balance nutricional.

UNA BUENA COSTUMBRE: EL *SNACKIN*

Es cierto que las meriendas o picar algo entre las comidas es necesario porque a menudo no podemos reunir todos los nutrientes que precisamos en las tres principales. Un *snacking* saludable nos permite consumir más frutas, verduras y otros alimentos ricos en nutrientes, lo que es fundamental para mantener el buen funcionamiento del organismo.

Lo primero que necesitas para lograr el éxito con el *snacking* es asegurarte de tener a mano alternativas nutritivas y fáciles de preparar. Que haya espacio en la nevera y los armarios con *snacks* frescos es clave. Aquí te dejo algunas ideas:

SNACKING DULCE

— Batidos de fruta y verdura. Naranja, papaya y zanahoria, ricos en betacarotenos y digestivos o con hortalizas como batido de espinacas, manzana y piña.
— Gazpacho de frutas. Prueba gazpacho de remolacha, melón, sandía, fresas, mango o manzana.
— Leche o bebida vegetal con cacao puro. Un batido de chocolate de verdad, sin azúcar añadido.

— Kéfir con frutas. Probiótico excelente para la salud de las bacterias amigas de nuestro intestino.
— Helado de yogur natural con fruta congelada. Mango, frutos rojos y un toque de chocolate negro de más de un 80 % de cacao sin azúcar añadido.

SNACKING SALADO

— Hummus con palitos de zanahoria, apio, pepino o pimiento.
— Piña o melón con fiambre de pavo o jamón serrano.
— Aguacate con atún o melva.
— Huevo duro. Un *snack* sencillo y lleno de proteína.
— Legumbres. Cacahuetes (sí, son legumbres), altramuces, edamame o garbanzos horneados con especias.
— Mejillones al natural. Fuente de hierro, omega-3 y beneficios hepáticos.
— Palomitas caseras hechas en casa, bajas en calorías, ricas en fibra y antioxidantes. Las palomitas caseras tienen la ventaja de ser más saludables que las comerciales, que suelen tener grasas poco saludables y exceso de sal. Puedes prepararlas en palomeras de silicona, sartén o en la *air fryer.* Lo mejor es hacerlas con aceite de oliva virgen extra. Además, puedes añadirle ajo, perejil, especias como el curry e incluso un toque dulce con canela.
— Frutos secos. Aportan saciedad y nutricionalmente suman nutrientes y salud siempre y cuando sean naturales, sin freír ni tostar y sin azúcares ni grasas añadidas.
— Guacamole con palitos de apio. Fresco y delicioso.
— Pudin de chía con fresas y plátano. Vegano y sencillo de preparar (te dejo la receta a continuación por si te animas a hacerla).
— Encurtidos. Pepinillos, cebollitas, altramuces, boquerones en vinagre o aceitunas son opciones excelentes. Para reducir su contenido en sal, basta con lavarlos bien antes de consumirlos o incluso dejarlos en remojo en agua durante unos minutos. Esto ayudará a disminuir la canti-

dad de sal que contienen, haciéndolos más saludables. Es importante eliminar el líquido de gobierno, ya que las salmueras pueden ser bastante saladas.

Picar entre horas no tiene que ser un mal hábito si lo haces de forma consciente. Si aprendes a elegir bien, puedes disfrutar de bocados que además de saciarte, te nutran, te ayuden a mantener un equilibrio y te den energía… y placer, por supuesto. ¡Haz del picoteo una oportunidad para cuidarte!

Pudin de chía con fresas y plátano

Solo necesitas tres cucharadas de semillas de chía, media taza de leche vegetal —sin azúcar añadido, puede ser de almendra, soja o coco—, media taza de yogur de soja o de coco —es opcional, para una textura más cremosa—, una cucharadita de extracto de vainilla —también opcional—, medio plátano maduro cortado en rodajas, unas fresas al gusto picadas y coco rallado —es igualmente opcional, a mí me gusta ponerlo para decorar. Porque ya sabes que la comida también entra por los ojos—. En primer lugar mezcla los ingredientes líquidos. En un tazón o recipiente, mezcla las semillas de chía con la leche vegetal y el yogur de soja —si lo usas—. Agrega el extracto de vainilla y remueve bien. Deja reposar. Luego, tapa el tazón y ponlo en la nevera durante al menos cuatro horas o mejor toda la noche. Durante este tiempo las semillas se hidratarán. Una vez que el pudin haya adquirido la consistencia deseada, agrega las rodajas de plátano y las fresas picadas por encima. Si lo deseas, espolvorea un poco de coco rallado para darle un toque extra. Sirve bien frío y disfruta de un delicioso, nutritivo y refrescante *snack* o desayuno.

16

Entrena tus genes amigos

De todas las pandemias que ha enfrentado la humanidad, una de las más devastadoras y menos reconocidas es el sedentarismo. Aunque hemos sido testigos de epidemias globales como la gripe española o el COVID-19, el sedentarismo sigue siendo una crisis que afecta a millones de personas cada día sin que se le dé la atención que realmente requiere.

Según la Organización Mundial de la Salud, más de un 25 % de la población en el planeta no realiza la cantidad mínima de actividad física recomendada, lo que contribuye al incremento de enfermedades crónicas como las cardiovasculares, la diabetes tipo 2, la hipertensión y varios tipos de cáncer. De hecho, la OMS estima que la inactividad física es responsable de alrededor de tres millones doscientos mil de muertes al año, una cifra alarmante que refleja el impacto negativo de un estilo de vida en nuestra salud: el sofá mata.

El cuerpo humano está diseñado para moverse. Desde sus inicios, el hombre ha sido un ser de acción y movimiento, un organismo que se adapta y se fortalece a través de la actividad física. Cuando dejamos de movernos, el cuerpo se deteriora prematuramente. La falta de ejercicio nos envejece antes de tiempo y nos expone a un sinfín de enfermedades. El sedentarismo aumenta el riesgo de sufrir afecciones que pueden disminuir de manera significativa nuestra calidad de vida, como la obesidad, la depresión e incluso algunas enfermedades neurodegenerativas. Sin embargo, la buena noticia es que aunque no podemos cambiar la genética básica, el ejercicio y un estilo de vida activo tienen el poder de encender el botón de los buenos genes que promueven la salud, la longevidad y el bienestar.

Moverse es esencial, y lo que elegimos hacer hoy influye directamente en nuestra salud, no solo en el ámbito personal, también en un contexto más amplio, social y generacional.

Imagina que pudieras agitar una varita mágica y activar tus genes amigos para mejorar tu salud y bienestar. Pues no necesitas magia, solo moverte más. Y no cualquier tipo de movimiento, sino entender que hay diferentes formas de hacerlo: actividad física, ejercicio físico, deporte y, el gran olvidado, el NEAT. Cada uno de estos términos contribuyen a poner en funcionamiento esos genes buenos que favorecen una vida más saludable. Por tanto, ¡vamos a movernos y aprender qué significa estos conceptos para aprovecharlos al máximo!

Actividad física, ejercicio, deporte y NEAT

Actividad física

El simple hecho de moverte cuenta como actividad física. Puede ser tan fácil como dar una vuelta al parque, subir las escaleras en lugar de tomar el ascensor o incluso salir a dar un paseo en bici. El trabajo de la casa, bailar mientras escuchas música o caminar para ir a comprar también entra en esta categoría. En resumen, cualquier movimiento que te haga gastar energía, desde el desayuno hasta la hora de dormir, entra en el saco de la actividad física.

Ejercicio físico

Se trata de algo más estructurado y con un propósito claro. Es el tipo de actividad que planificas para alcanzar algo: mejorar tu fuerza, tu resistencia o tu flexibilidad. ¿Ejemplos? Desde calistenia —donde usas el propio peso corporal para fortalecer— hasta escalada —escalar rocas o paredes, porque ¿quién no quiere llegar a lo más alto?— o *crossfit* —ese entrenamiento que te hace sentir como si fueras un superhéroe—. Y, claro, también el nadar —para nadadores que buscan fuerza y resistencia—, correr —si te gusta desafiar tus propios límites— y hasta actividades como pilates y yoga, que hacen que te sientas en equilibrio con el universo, estirando cada músculo que pensabas que no existía.

Deporte

Estamos hablando aquí de actividad física organizada y, generalmente, con una competencia de por medio. Es el caso del fútbol, baloncesto o tenis, en el que el objetivo no es solo moverse, sino ganarle al oponente —y con suerte hacer un gol o un saque increíble—. No solo te mueves, sino que hay reglas, estrategia y un poco de adrenalina para que las cosas sean más emocionantes.

NEAT (*non-exercise activity thermogenesis*)

¿Sabías que el movimiento diario también puede quemar calorías? NEAT es un término elegante para todo lo que haces fuera del gimnasio, como moverte por la casa, caminar cuando vas a la compra o incluso gesticular mientras hablas. Aunque no sea un ejercicio planeado, esas pequeñas actividades, como subir las escaleras o ponerte de pie de vez en cuando, contribuyen a tu gasto calórico. ¿Quién diría que esas caminatas alrededor de la casa pueden hacer que tu cuerpo siga trabajando para ti?

En resumen: actividad física es el movimiento cotidiano, ejercicio es lo haces con un plan en mente, deporte es actividad física con reglas y competencia y NEAT son las pequeñas movidas diarias que suman más de lo que imaginas. ¡Mueve ese cuerpo, que cada paso cuenta!

Revitalizar el organismo

Cuando te mueves, comienzan cambios epigenéticos que pueden contribuir a la prevención de problemas como enfermedades neurodegenerativas, cardiovasculares y algunos tipos de cáncer. Cuando haces ejercicio, el cuerpo responde adaptando su tejido muscular esquelético. Estas adaptaciones afectan el metabolismo muscular, modificando la actividad de ciertos genes. Los investigadores han descubierto que el ejercicio también cambia la forma en que algunos genes se activan o desactivan. Esto sucede en áreas específicas del ADN llamadas *enhancers* —o intensificadores—, que son los responsables de regular la actividad de los genes.

En un estudio reciente se analizó cómo el ejercicio influía en la expresión genética en hombres sedentarios, antes y después de un programa de entrenamiento de seis semanas. Los resultados mostraron que el ejercicio aumentó la actividad de seiscientos cuarenta y un genes y disminuyó la de ciento setenta y seis, con un aumento notable de aquellos que están relacionados con la producción de proteínas que sirven para la reparación y el mantenimiento de los músculos. También se observó que el ejercicio produjo una remodelación epigenética en esas regiones intensificadoras, lo que permitió que estos genes se activaran o desactivaran. Y al ver qué utilidad tenían saltó la sorpresa: los genes modificados por el ejercicio estaban relacionados con importantes funciones de la salud, como la función cognitiva, el sistema de coagulación sanguínea y la función renal. Y esto en solo seis semanas de entrenamiento, imagínate si lo hicieras durante el resto de tu, ahora sí, larga vida.

El ejercicio transforma nuestra fuerza física y produce cambios biológicos, afectando desde el sistema cardiovascular hasta la salud mental. Cada vez que nos movemos activamos una serie de adaptaciones que mejoran todos los aspectos de la salud: desde el funcionamiento del corazón hasta la regulación de las hormonas, el fortalecimiento del sistema inmunológico y la optimización de la respiración.

Uno de los mayores beneficios es su impacto en el metabolismo. A medida que envejecemos, es natural que se ralentice, lo que afecta la manera en que el cuerpo utiliza la energía. Este fenómeno, combinado con el sedentarismo y una dieta poco saludable, es un caldo de cultivo para problemas como la obesidad, la prediabetes y la diabetes tipo 2. Sin embargo, el ejercicio puede rejuvenecerlo y, lo más impresionante, disminuir la edad metabólica, es decir, la eficiencia con la que el cuerpo maneja los procesos metabólicos, independientemente de la edad cronológica. Tengo pacientes que han reducido su edad metabólica hasta treinta años.

David, recuperando su salud a través del ejercicio
David, de treinta y cinco años, llegó preocupado por su salud y el estado físico en el que se encontraba. Hacía dos años dejó de hacer ejercicio debido a la desmotivación, agravada por las exigencias del trabajo y el reciente nacimiento de su hijo. Antes de esto, era un asiduo al gimnasio. Sin embargo, con el paso del tiempo su motivación decayó, lo que llevó a un sedentarismo absoluto. Al llegar a consulta, David se presentó con varios problemas de salud: tenía una edad metabólica de cincuenta años —muy por encima de su edad cronológica—, había aumentado veinte kilos en los últimos dos años y se le diagnosticó prediabetes. Se quejaba de sentir una fatiga constante, tener dificultades para dormir bien y experimentar dolores articulares frecuentes, especialmente en las rodillas y espalda. Además, el vientre hinchado era un síntoma persistente que le preocupaba. A pesar de sus esfuerzos por comer bien, sentía que todo le engordaba, lo que incrementaba su frustración. Estaba agobiado por su trabajo, lo que, sumado a su sobrepeso, le había provocado un bajo estado de ánimo y una sensación general de agotamiento.

Tras revisar los análisis de sangre y realizar una prueba de esfuerzo, confirmamos que David tenía un corazón de momento sano, pero estaba en una situación metabólicamente comprometida. Su porcentaje de grasa lo clasificaba en la categoría de sobrepeso, con una significativa cantidad de grasa abdominal, que es un factor de riesgo para enfermedades cardiovasculares y diabetes tipo 2.

Dado que ya tenía experiencia en el gimnasio, le recomendé entrenamientos de intensidad moderada, con énfasis en ejercicios de movilidad articular y entrenamiento de fuerza —peso corporal, pesas libres—. Incluimos ejercicios para mejorar la resistencia cardiovascular como el *running* y sesiones de pádel. La idea era hacer que el ejercicio fuera algo agradable para David, involucrando actividades que antes le gustaban y que le permitieran disfrutar mientras mejoraba su salud. En paralelo, trabajamos con él en un programa de educación nutricional.

En doce semanas los resultados fueron asombrosos. Su edad metabólica bajó a treinta y dos años, una mejora de dieciocho en solo tres meses. Perdió diez kilos, gran parte de ellos de grasa abdominal, y logró salir de la prediabetes, lo que fue confirmado con nuevos análisis de sangre. Además, su nivel de energía aumentó significativamente, se sentía menos cansado y más motivado para hacer ejercicio. Su calidad del sueño mejoró de forma drástica, durmiendo profundamente por más horas. También reportó una mejora en su estado de ánimo, experimentando una sensación general de bienestar que no había tenido en años. Los dolores articulares disminuyeron, en especial debido a la mejora de su fuerza muscular y la pérdida de peso, lo que alivió la presión sobre sus articulaciones. David fue capaz de mantener estos cambios a largo plazo. Hoy continúa practicando ejercicio, alternando el gimnasio, el *running* y el pádel, y sigue aplicando los principios de la nutrición saludable. Lo más importante es que activó sus genes buenos y aprendió cómo hacerlo.

Además, el ejercicio tiene efectos directamente protectores sobre los telómeros, que son las estructuras de los cromosomas que se acortan a medida que envejecemos. Su acortamiento está vinculado al envejecimiento celular y a un mayor riesgo de enfermedades, pero el ejercicio regular puede reducir este proceso, manteniéndolos más largos y, por tanto, ayudando a prevenir el envejecimiento prematuro y las enfermedades relacionadas con la edad.

Pero sus beneficios no se limitan solo a la salud física. La mental juega un papel igualmente crucial en el bienestar general. Vivimos en un mundo donde el estrés, la ansiedad y la depresión están en aumento, y a menudo se recurre a los medicamentos para tratar estos trastornos. Sin embargo, el ejercicio es un antídoto natural y efectivo contra estos problemas, pues al practicarlo liberamos endorfinas, nuestras hormonas de la felicidad, que nos hacen sentir más relajados y optimistas. Además, mejora la calidad del sueño, reduce los niveles de cortisol —la hormona del estrés— y aumenta la autoestima. Sueño con el día en que cualquier paciente que visite a su médico reciba una prescripción diaria de ejercicio físico.

El ejercicio es el medicamento que nunca debes olvidar en el tratamiento de cualquier enfermedad crónica. Lo más increíble es que tienes acceso a esta prescripción buscando, eso sí, la actividad adecuada sin efectos secundarios negativos.

Sarcopenia, combate la pérdida de masa muscular

La sarcopenia, definida como la disminución progresiva de masa muscular y fuerza, se ha convertido en una enfermedad silenciosa de nuestra sociedad. No es solo cuestión de envejecer; vivimos en un entorno que favorece la inactividad, la alimentación industrializada y el sedentarismo, factores que aceleran el deterioro muscular. Desde una perspectiva epigenética, los genes están en constante comunicación con el entorno, y las decisiones diarias —como la actividad física y el entrenamiento estructurado— pueden reprogramarlos para mejorar la salud.

«Entrena tus genes» es más que un título; es una invitación a modificar el ambiente interno del cuerpo para potenciar la masa muscular, incrementar la energía y fortalecer el metabolismo.

Aunque la fuerza es fundamental para combatir la sarcopenia, no es lo único que importa. A continuación, te presento una guía práctica con estrategias concretas para activar tu masa muscular y transformar tu día a día.

Aumenta tu actividad física diaria

Incorporar movimiento en la rutina diaria es esencial para contrarrestar los efectos del sedentarismo. Aquí tienes cinco ejemplos prácticos:

- Camina más. Da paseos durante tu jornada. Estaciona un poco más lejos o elige las escaleras en lugar del ascensor.
- Pausas activas. Cada hora, levántate para hacer estiramientos o caminar durante tres-cinco minutos.
- Tareas domésticas conscientes. Realiza labores del hogar, como limpiar, cocinar o jardinería, prestando atención a la postura y el movimiento.
- Caminatas en compañía. Organiza paseos diarios con amigos, familiares o tu mascota.
- Estaciones de trabajo dinámicas. Alterna entre estar sentado y de pie; si es posible, utiliza escritorios ajustables.

Caminar diariamente es una de las formas más simples y efectivas de mejorar la salud, y aunque la meta de diez mil pasos se ha popularizado, la ciencia ha demostrado que beneficios significativos pueden lograrse con menos. Un metaanálisis reciente encontró que caminar al menos cuatro mil pasos ya reduce el riesgo de mortalidad por cualquier causa, mientras que con dos mil trescientos se observan mejoras en la salud cardiovascular. Además, por cada mil adicionales la probabilidad de muerte prematura disminuye en un 15 %, y cada quinientos extra reducen el riesgo cardiovascular en un 7 %. En adultos mayores de sesenta años los beneficios son evidentes con entre seis mil y ocho mil pasos diarios, mientras que los menores de sesenta años pueden apuntar a ocho mil y diez mil para optimizar su bienestar.

Incrementa el ejercicio físico estructurado

El entrenamiento formal es vital para activar y fortalecer la masa muscular. Algunos ejemplos son:

— Entrenamiento de resistencia. Incorpora sesiones con pesas o bandas elásticas, enfocándote en movimientos compuestos (sentadillas, peso muerto, *press* de banca) que trabajan varios grupos musculares a la vez.
— Circuitos funcionales. Diseña rutinas que combinen ejercicios de fuerza y movimientos funcionales, como *burpees* y saltos.
— Entrenamientos de alta intensidad (HIIT). Realiza intervalos intensos que desafíen tus músculos y mejoren la resistencia.
— Clases grupales. Participa en actividades dirigidas como *crossfit*, *body pump* o *bootcamp*, que te motivarán y te permitirán seguir una rutina estructurada.
— Entrenamientos en casa. Usa recursos digitales y aplicaciones que te guíen en rutinas adaptables a tus necesidades y objetivos.

Encuentra el deporte que te apasione

No existe un deporte ideal universal; lo esencial es que disfrutes la actividad y te sientas motivado para seguirla a largo plazo. Considera lo siguiente:

— Prueba disciplinas diversas como natación, ciclismo, baile o artes marciales, y elige la que más te entusiasme.
— Participar en deportes en equipo o en actividades grupales puede aumentar la motivación y la adherencia.
— Selecciona modalidades que se ajusten a tu nivel actual y que te permitan progresar de manera segura.
— Alternar entre distintos deportes estimula diferentes grupos musculares y evita la monotonía.
— Marca metas y celebra cada avance para mantener la motivación y el compromiso.

Potencia el NEAT

El NEAT, como hemos visto, engloba todas aquellas actividades cotidianas que no son ejercicio formal, pero que ayudan a mantener la musculatura activa y el metabolismo en óptimas condiciones. Aquí tienes cinco ejemplos para potenciarlo:

— Realiza actividades como cocinar, limpiar o cuidar el jardín de manera consciente, aprovechando cada oportunidad para moverte.
— En lugar de optar por actividades sedentarias, elige paseos, bailes improvisados o juegos activos.
— Si tu entorno laboral lo permite, organiza minirreuniones caminando o reuniones de pie.
— Durante tus pausas, da pequeños paseos o haz estiramientos sencillos.
— En los momentos de ocio o en el trabajo, realiza ejercicios cortos como sentadillas, flexiones o estiramientos para mantener la musculatura activa.

La moneda energética de la célula: el ATP

Cada vez que activas tu masa muscular, estás impulsando una revolución en tu cuerpo. ¿Cómo sucede esto? Imagina que tu energía es como una moneda en el sistema financiero de tu organismo: el ATP —adenosín trifosfato— es esa moneda que impulsa cada proceso celular. Cuando trabajas y entrenas, ocurren varias transformaciones fundamentales:

— Activación e inervación muscular. Tus músculos reciben señales nerviosas que los activan, optimizando la comunicación entre el cerebro y el cuerpo y potenciando la función muscular.
— Mejora de la vascularización. El ejercicio estimula el flujo sanguíneo, lo que lleva más oxígeno y nutrientes a las células musculares, fundamentales para la producción de ATP.

— Incremento de mitocondrias. En respuesta al entrenamiento, las células musculares aumentan el número de mitocondrias, las fábricas de energía, permitiendo una mayor producción de ATP y, en consecuencia, un nivel de energía más alto.

Para ilustrarlo, piensa en dos coches: uno con cuarenta caballos de fuerza y otro con doscientos. El primero representa un cuerpo con capacidad muscular limitada, en el que el motor produce menos energía. Por otro lado, el coche de doscientos caballos es como un cuerpo entrenado, optimizado y robusto, con un motor —la musculatura— que opera a un rendimiento superior gracias a una mejor vascularización, mayor inervación y abundancia de mitocondrias. Al mover tu cuerpo y activar los músculos, transformas tu motor interno en uno de alta potencia, permitiéndote disfrutar de una energía superior en cada aspecto de tu vida.

El camino hacia una mejor composición corporal y un metabolismo vibrante no se basa solo en el entrenamiento estructurado, sino en la suma de pequeñas decisiones diarias que activan y fortalecen tu masa muscular. Al integrar actividades físicas cotidianas, ejercicios formales, deportes que disfrutes y el aprovechamiento del NEAT, estarás reprogramando tu entorno interno para combatir la sarcopenia y elevar tu nivel de energía.

Adaptación individual y progresiva

El entrenamiento de fuerza debe adaptarse a cada individuo, ya sea a través de programas personalizados o en clases colectivas como las de *crossfit*. La sobrecarga muscular debe ser progresiva, de modo que al sacar al tejido de su zona de confort se mejore tanto la calidad como la cantidad de masa muscular. No hay edad para trabajar la fuerza: el estímulo adecuado y el volumen correcto de entrenamiento, enfocado en ejercicios multiarticulares, pueden marcar una gran diferencia en la salud de quien los practique.

Recuerdo con especial entusiasmo aquella vez en Estados Unidos cuando compartí un entrenamiento de *crossfit* con una embarazada de casi ocho meses y una mujer de casi ochenta años.

Cada una, con ejercicios adaptados a sus condiciones, recibió la intensidad, el peso y la ejecución necesarios para entrenar con seguridad y obtener resultados. La experiencia me reafirma: la fuerza te acompaña a lo largo de la vida y es fundamental que, además de entrenarla, también se incorpore el entrenamiento cardiovascular, ya que este potencia la circulación, mejora la vascularización y optimiza el funcionamiento del sistema cardiovascular.

El entrenamiento de fuerza y cardiovascular combinados favorecen la longevidad y son aliados en la prevención de la sarcopenia, ese proceso degenerativo que compromete la masa muscular y que en última instancia se asocia a un mayor riesgo de lesiones, caídas, fracturas, enfermedades crónicas y una menor calidad de vida. Desde los treinta años se pierde alrededor de un 3,8 % de masa muscular por año, proceso que se acelera tras los sesenta y se vuelve aún más crítico en situaciones de hospitalización o inmovilización.

El rol del músculo en la inmunidad

El músculo esquelético es esencial para el movimiento y actúa como un verdadero órgano endocrino. Produce unas proteínas mensajeras del sistema inmunitario que, cuando son producidas por el músculo durante el ejercicio, se llaman mioquinas. Ambas facilitan la comunicación entre células, regulan la inflamación y promueven la regeneración de tejidos —como la IL6, IL15 e IL7— que juegan papeles fundamentales en el crecimiento muscular, la regeneración, el mantenimiento del sistema inmunitario y la regulación del tejido graso. La disminución de estas con la edad contribuye a la inmunosenescencia —que el sistema inmunitario se debilite con la edad—, haciendo que la pérdida de masa no solo afecte la fuerza y la movilidad, también la capacidad del organismo para combatir infecciones, como se ha observado en casos de enfermedades respiratorias que se complican más de lo debido.

La prevención de la sarcopenia pasa, además, por una alimentación adecuada y, en algunos casos, por una suplementación inteligente. Nutrientes clave como la leucina, los ácidos grasos omega-3 y la vitamina D pueden complementar la dieta, siempre bajo la supervisión de un profesional de la salud, para asegurar un buen estado nutricional y potenciar la síntesis muscular.

En definitiva: la mejor receta para vivir mejor y por más tiempo es un programa equilibrado que combine entrenamiento de fuerza-resistencia y potenciación muscular con un aporte nutricional adecuado. La integración de ambos tipos de ejercicio —fuerza y cardiovascular— es esencial para contrarrestar la sarcopenia, prevenir enfermedades, mejorar el sistema inmunitario y garantizar una mejor calidad de vida.

Que la fuerza te acompañe siempre, porque al cuidar tu masa muscular, también fortaleces tus defensas. Y no olvides algo: cuando entrenas, ajustas tu reloj epigenético o reloj interno, que mide la edad biológica de tus células, ayudando a que tus genes funcionen mejor, manteniéndote más joven y mejorando tu salud.

La suplementación deportiva

Si empiezo a entrenar, ¿con qué me suplemento? Es una de las preguntas más comunes cuando alguien se inicia en el mundo del entrenamiento, pero también una de las peores planteadas. La base del entrenamiento no es la suplementación. Pensar que los suplementos son el primer paso para mejorar la composición corporal, ganar músculo o rendir mejor es como querer ponerle un alerón a un coche sin motor. La suplementación es la cima de la pirámide, no su base. Si empiezas a entrenar y tu primera cuestión es qué suplemento necesitas, estás poniendo la mirada en el lugar equivocado (figura 8).

La verdadera clave del progreso está en tu constancia, tu alimentación, tu entrenamiento bien planificado y tu descanso.

Solo después de optimizar estas áreas, y con la supervisión de un profesional, la suplementación puede ser una herramienta útil para potenciar el rendimiento.

Antes de buscar suplementos, asegúrate de construir una base sólida, porque sin ella, cualquier intento de mejora será inestable y pregúntate:

— ¿Tengo la voluntad y la constancia necesarias? Sin una mentalidad enfocada y disciplina ningún suplemento va a hacer el trabajo por ti.
— ¿Estoy descansando lo suficiente? Sin un sueño reparador y una recuperación adecuada, cualquier intento de mejora se verá limitado
— ¿Estoy comiendo bien? Lo fundamental es una dieta equilibrada basada en el método del plato, con proteínas de calidad, carbohidratos complejos, grasas saludables y micronutrientes esenciales.
— ¿Mi nutrición está ajustada a mi deporte y a mis objetivos? No todos los deportes requieren el mismo enfoque nutricional. Un corredor y un levantador de pesas no tienen las mismas necesidades.

Si estos cuatro pilares están en orden, ya se puede empezar a hablar de suplementación, pero deberías tener al menos una analítica de sangre para detectar cualquier déficit o alteración. Sin embargo, no todos los suplementos son para todos. Antes de tomarlos debes saber:

— Que no son imprescindibles. Un suplemento nunca va a sustituir una mala alimentación o una mala planificación del entrenamiento. Son un extra que, en el mejor de los casos, optimiza lo que ya estás haciendo bien.
— Que pueden ser peligrosos o innecesarios. Tomar suplementos sin necesidad, sin control profesional o en dosis incorrectas puede ser contraproducente. Algunos pueden generar efectos adversos si no se ajustan a las necesidades individuales.
— Que existen ayudas ergogénicas con evidencia científica, pero deben ser personalizadas. No todos los suplementos funcionan para cualquier persona ni para todos los depor-

tes. Hay algunos con fuerte respaldo científico son: creatina (ayuda en deportes de fuerza y explosividad, pero no es necesaria en todos los casos); cafeína (mejora la resistencia y la alerta mental, pero puede provocar ansiedad o afectar el sueño en personas sensibles); zumo de remolacha, nitratos (beneficia deportes de resistencia, pero su efecto varía según la persona).

El consumo de proteínas es fundamental para la recuperación muscular y el desarrollo tras el ejercicio. No obstante, aunque muchos recurren a los batidos de proteínas tras el entrenamiento, la realidad es que pueden no aportar un beneficio extra. ¿Realmente se necesitan? La respuesta depende de varios factores:

— Si tu ingesta diaria ya cubre tus necesidades proteicas, no son imprescindibles.
— Si tus sesiones son intensas o de larga duración, puedes requerir un aporte proteico mayor.
— Si no tienes acceso a una comida rica en proteínas después de entrenar, un batido quizás sea una solución práctica y efectiva.

¿Y cuáles son los beneficios del consumo de proteínas tras el ejercicio? Además de estimular la síntesis muscular, sobre todo cuando se combina con carbohidratos, favorece la recuperación al aportar aminoácidos esenciales que reparan el tejido muscular y previene la degradación muscular, asegurando un balance proteico positivo.

Al elegir un batido debes considerar la calidad del producto. Es mejor optar por opciones sin azúcares añadidos ni edulcorantes artificiales y aromas. También la dosis recomendada. Para la mayoría de los deportistas una porción de veinte-treinta gramos de proteína es suficiente. Y por supuesto, el momento de consumo. Aunque el período posentrenamiento es ideal, los estudios muestran que lo más importante es alcanzar la ingesta total de proteínas a lo largo del día.

Si te recomiendan un batido posentreno, lo ideal, además de hidratarte —agua, agua de coco—, sería aportar un gramo por kilo de hidratos de carbono o trescientos-cuatrocientos miligramos por kilo de proteínas. Aquí te dejo una receta de un batido posentrenamiento vegano equilibrado para una persona de setenta kilos, asegurando setenta gramos de hidratos de carbono y veintiuno de proteína. Necesitas un plátano de doscientos gramos, una bebida de soja sin azúcar de trescientos mililitros, treinta gramos de avena en copos y veinticinco gramos de cacahuetes al natural. Este batido te proporciona una combinación magnífica de carbohidratos complejos y simples para reponer el glucógeno junto con proteínas de alta calidad de origen vegetal que favorecen la recuperación muscular. Y si eliges una proteína en polvo, te propongo que agregues a un batido plátano —doscientos treinta gramos—, leche desnatada —trescientos cincuenta mililitros— y diez gramos de proteína aislada de suero.

La elección entre proteína de suero concentrada (WPC) y aislada (WPI) depende de objetivos, tolerancia a la lactosa y presupuesto. El WPC contiene entre 70-80 % de proteína, con algo de grasa y lactosa, siendo más económico. El WPI, con al menos 90 % de proteína, pasa por un filtrado más avanzado, eliminando casi toda la lactosa y grasa, lo que lo hace perfecto para personas con intolerancia y quienes buscan una absorción más rápida. Ambos tipos son efectivos para la recuperación y el crecimiento muscular, por lo que la mejor opción dependerá de las necesidades individuales.

17

SANA MIENTRAS DUERMES

El sueño es mucho más que una simple pausa en la actividad diaria; es un proceso biológico esencial que regula la salud metabólica, la función cerebral y la longevidad. Mientras dormimos, el cuerpo activa mecanismos de reparación celular, equilibra hormonas clave y refuerza su capacidad antioxidante, protegiéndonos del envejecimiento y las enfermedades. Epigenéticamente, influye en la expresión de genes involucrados en la inflamación, el metabolismo y la respuesta al estrés, lo que significa que una mala calidad de sueño puede alterar estos procesos y predisponer al cuerpo a problemas de salud crónicos. Si no dormimos suficiente y bien, se modifica la metilación del ADN, desactivando genes protectores y activando otros asociados a recetas de envejecimiento acelerado. Además, dormir mal afecta el metabolismo, ya que regula la leptina y la grelina, dos hormonas que controlan el apetito; la falta de sueño disminuye la leptina, que es la señal de saciedad, y aumenta la grelina, que estimula el hambre, lo que nos lleva a consumir más calorías de las necesarias, en especial carbohidratos y azúcares refinados, aumentando el riesgo de obesidad. Sí, has leído bien, dormir poco engorda. Asimismo, la falta de descanso reduce la sensibilidad a la insulina, favoreciendo la acumulación de grasa y aumentando el riesgo de diabetes tipo 2. Investigaciones han demostrado que las personas que duermen menos de seis horas por noche tienen una mayor probabilidad de desarrollar enfermedades metabólicas y ganar peso en comparación con quienes descansan de manera adecuada.

Pero el impacto del sueño en la longevidad no solo depende de los hábitos actuales, también de los de nuestros ancestros. La buena noticia es que, como ya sabes, la plasticidad epigenética permite que los hábitos actuales reviertan los efectos negativos heredados, optimizando la expresión de genes buenos. Dormir bien mejora la energía y la función cognitiva a corto plazo y programa las células para un envejecimiento más saludable, protegiendo el cerebro, reforzando el sistema inmunológico y asegurando una vida más larga y con mejor calidad. Negarse a dormir bien es activar mecanismos que aceleran el envejecimiento y promueven la enfermedad, mientras que priorizar el descanso es invertir en salud, un buen metabolismo y longevidad.

La magia de la melatonina

Dormir no es solo cerrar los ojos y descansar. Durante la noche, el cuerpo lleva a cabo procesos invisibles pero esenciales para la vida. Uno de los protagonistas de este mecanismo es la melatonina, una hormona —mensajero químico— que actúa como un reloj interno, regulando cuándo dormimos, cómo nos recuperamos y hasta cuánto envejecemos.

La melatonina se produce en la glándula pineal —que también produce la famosa hormona de la felicidad o serotonina—, ubicada en el cerebro, y su liberación está controlada por la luz. Cuando el sol se oculta, su producción aumenta, enviando la señal a todo el cuerpo de que es hora de dormir. De aquí viene que suframos el conocido *jet lag* cuando viajamos a destinos muy alejados con un cambio de horario de exposición a la luz solar brusco. Pero su función no termina ahí. Además de regular el sueño, es un poderoso antioxidante, protege el ADN, refuerza el sistema inmunológico y tiene un papel clave en la longevidad.

A lo largo de la vida, su producción sigue un ciclo tan marcado como el paso del tiempo. En los primeros meses de vida, un bebé apenas produce melatonina, razón por la que su sueño es errático y depende de la alimentación y el contacto con su familia, en muchas ocasiones con ojeras y la taza de café en la mano. Hacia los tres meses, su glándula pineal comienza a regular el ritmo circadiano, y en la infancia, alcanza su punto máximo, permitiendo un sueño profundo y reparador. Sin embargo, en la adolescencia, su liberación se retrasa naturalmente un par de horas, lo que explica por qué los jóvenes prefieren trasnochar y les cuesta madrugar. A partir de los treinta-cuarenta años, la producción comienza a disminuir lentamente, y al llegar a los sesenta el descenso es drástico: un adulto mayor puede generar apenas un 20-30 % de la melatonina que tenía en su juventud. En la vejez, con niveles que pueden caer hasta un 10 %, el sueño se fragmenta, es más ligero y menos reparador, lo que afecta la regeneración celular y el sistema inmunológico. Esta caída no es solo una señal de envejecimiento, también un acelerador de este, vinculándose con el deterioro cognitivo, la inflamación crónica y la mayor susceptibilidad a enfermedades e infecciones complicadas.

Numerosos estudios han demostrado la relación entre la melatonina y la salud general. Investigaciones sugieren que esta hormona no solo mejora la calidad del sueño, sino que prolonga la vida y fortalece el sistema inmunológico. Parece que actúa directamente sobre este sistema, aumentando la creación de células defensoras y reduciendo la inflamación crónica, un factor clave en el envejecimiento y enfermedades como el alzhéimer, la diabetes tipo 2 y las cardiovasculares. Se ha llegado a estudiar que suplementando con melatonina a personas mayores mejoró su calidad de sueño y redujo el riesgo de infecciones respiratorias, lo que refuerza su papel en la protección inmunológica.

Dado que la producción cae con la edad, cuidar el ritmo circadiano y la calidad del sueño es fundamental para envejecer mejor y con menos enfermedades. A partir de esta base, vamos a ver un diario que te recuerde cómo cada decisión influye en tu melatonina, tu salud y tu longevidad.

Diario de un día perfecto para dormir bien y despertar mejor

07:00. La luz que reinicia el reloj biológico

El sonido del despertador marca el inicio de la jornada, pero mi cuerpo ya estaba preparándose antes. La luz de la mañana atraviesa la ventana y sin siquiera darme cuenta mis células reciben la señal de que el día ha comenzado y hay que ponerse las pilas.

Al abrir exponerme a la luz natural, el cerebro frena la producción de melatonina y libera cortisol, la hormona que me activa. Es un proceso natural que optimiza mis niveles de energía y mejora mi estado de ánimo. En cambio, si me quedara en la cama revisando el móvil, la luz artificial retrasaría este proceso, provocando fatiga y desajustes en mi ritmo circadiano, ya no estaría al cien por cien.

09:30. El primer café, en el momento adecuado

Mucha gente toma café (figura 2) en ayunas para despertarse, pero su cuerpo ya está activado de forma natural. Si consume cafeína en este momento, el sistema nervioso se sobrecarga, generando dependencia y acostumbrando al organismo a necesitar más dosis para el mismo efecto. Lo ideal es esperar noventa minutos después de despertar para que la cafeína haga su trabajo cuando los niveles de otra hormona, el cortisol, han bajado, evitando picos y caídas bruscas de energía.

Abusar del consumo de café porque estoy cansado y no he dormido bien de forma crónica no es una buena idea, porque puedo entrar en un círculo vicioso en el cual cada vez duerma peor y a su vez necesite más tazas al día de café por estar fatigado y cansado.

13:30. ¿Por qué entra sueño después de comer?

Después de la comida, muchas personas sienten una fuerte somnolencia, lo que hace que las horas de la tarde en el trabajo se vuelvan interminables. La razón está en los picos de glucosa y la respuesta metabólica a los alimentos.

Cuando consumo una comida rica en carbohidratos refinados o azúcares, la glucosa en sangre sube rápidamente, generando un pico de energía momentáneo. Sin embargo, poco después, el cuerpo libera insulina para regular la glucosa, lo que provoca una caída brusca y con ella, fatiga, somnolencia y falta de concentración.

Las comidas ricas en carbohidratos refinados —pan blanco, pasta, arroz blanco, dulces— provocan picos y caídas de glucosa, aumentando la fatiga después de comer. Las que son equilibradas en proteínas, fibra y grasas saludables mantienen la energía estable y evitan la somnolencia.

El orden en el que se introducen los alimentos en una comida influye de manera significativa en los picos de glucosa. Este concepto, respaldado por estudios recientes, se basa en la forma en que los diferentes macronutrientes afectan la absorción de la glucosa. El orden ideal para reducir estos picos es:

— Comenzar con fibra (verduras, ensaladas, legumbres). La fibra retrasa el vaciado gástrico y forma una barrera en el intestino, lo que ralentiza la absorción de glucosa. Además, mejora la sensibilidad a la insulina y reduce el impacto de la subida de glucosa en sangre de los alimentos que se consumen después.
— Seguir con proteínas y grasas saludables (carne, pescado, huevos, tofu, legumbres, frutos secos, aguacate, aceite de oliva). Unas y otras también retrasan la absorción de glucosa al ralentizar el vaciamiento gástrico. Estimulan la liberación de unos péptidos intestinales como el GLP-1, que mejoran la saciedad y el control de glucosa.
— Finalizar con carbohidratos, siempre mejor integrales (cereales integrales, patata, pasta integral). Si se comen al

final, la fibra y las proteínas ya han creado una especie de escudo metabólico, lo que disminuye la rapidez con la que la glucosa entra en el torrente sanguíneo. Esto reduce el pico de glucosa y la respuesta de insulina, evitando bajones de energía posteriores.

El simple hábito de modificar el orden en el que comemos los alimentos puede tener un impacto significativo en la regulación del azúcar en sangre, la energía y el control del hambre. Iniciar la comida con fibra, seguida de proteínas y grasas y terminar con carbohidratos es una estrategia efectiva para evitar picos de glucosa, reducir la inflamación y mejorar la salud metabólica a largo plazo.

14:00. Segundo café o estrategia alternativa

Si necesito un refuerzo, puedo tomar un segundo café, pero nunca después de las dos. Si quiero evitar la cafeína, una alternativa es hacer una pausa activa: levantarme, caminar unos minutos o hacer ejercicios de respiración para reactivar la circulación y despejar la mente.

El tiempo que tarda la cafeína en eliminarse del cuerpo es clave para saber hasta qué hora se puede tomar sin afectar el sueño. La cafeína tiene una vida media de cinco a seis horas en el organismo, lo que significa que la mitad de lo que consumes sigue circulando en tu sangre seis horas después de haber tomado café, té o cualquier bebida que la contenga. Sin embargo, su eliminación completa puede tardar hasta doce horas, dependiendo de la persona.

¿Y qué pasa con el té matcha, el verde o el blanco? Los tés contienen cafeína, pero en menor cantidad que el café y con una absorción más lenta debido a la presencia de L-teanina, un aminoácido que modula sus efectos. El té matcha contiene más cafeína que otros tés —unos setenta miligramos por taza, casi como un expreso—. Su vida media es similar a la del café, por lo que lo ideal es tomarlo antes de las dos del mediodía. El verde contiene menos cafeína que el matcha —treinta-cincuenta miligramos por taza—, pero aún puede interferir con el sueño si se consume en exceso por la tarde y es recomendable evitarlo después de las cuatro. Y el té blanco es el más suave en cafeína —quince-treinta miligramos por taza—, y aunque tiene menos impacto en el sueño, si eres sensible a la cafeína, evitarlo también después de las seis es una buena estrategia.

Metabolización de la cafeína y el gen CYP1A2

La cafeína es una de las sustancias más consumidas en el mundo, pero su metabolismo varía entre individuos, lo que explica por qué algunos pueden tomar café por la noche sin problemas mientras que otros tienen insomnio con solo una taza por la mañana. La clave de esta diferencia está en el gen CYP1A2, que codifica una enzima del hígado encargada de metabolizar la cafeína. Existen dos variantes principales de este gen:

— Metabolizadores rápidos (CYP1A2 AA). Eliminan la cafeína eficientemente y pueden tolerar un mayor consumo sin efectos negativos evidentes.
— Metabolizadores lentos (CYP1A2 AC o CC). Procesan la cafeína más despacio, lo que hace que permanezca más tiempo en el organismo, aumentando el riesgo de insomnio, ansiedad, presión arterial elevada y problemas cardiovasculares con el consumo excesivo.

Las personas con la variante de metabolización lenta de CYP1A2 no solo experimentan más efectos secundarios, también tienen mayor riesgo de hipertensión y eventos cardiovasculares cuando consumen grandes cantidades de cafeína. Un estudio publicado encontró que en metabolizadores lentos, el consumo de más de doscientos miligramos de cafeína al día —dos o tres tazas de café— estaba asociado con un mayor riesgo de infarto de miocardio.

GONZALO, EL EJECUTIVO CON FATIGA Y ANSIEDAD

Gonzalo, un ejecutivo de cuarenta y dos años, padecía fatiga crónica, insomnio y episodios de ansiedad. A pesar de dormir siete horas, sentía que su descanso no era reparador y se despertaba con la sensación de no haber dormido bien. Su consumo diario incluía cuatro o cinco cafés al y ocasionalmente té verde por la tarde.

Dado que los síntomas eran compatibles con una posible sensibilidad a la cafeína, le realizamos un análisis genético para evaluar su capacidad de metabolización a través del gen CYP1A2. Los resultados mostraron que tenía la variante AC —metabolizador lento intermedio—, lo que significaba que la cafeína permanecía en su organismo hasta doce horas después de su consumo, afectando su calidad del sueño y su recuperación nocturna. Tras ajustar su consumo, limitando el café a dos tazas antes de las dos y eliminando bebidas con cafeína por la tarde, su sueño mejoró, su energía matutina se estabilizó y su ansiedad disminuyó en pocas semanas.

Mientras explicaba a Gonzalo su predisposición genética, no pude evitar recordar el día en que yo mismo me hice el test y descubrí que era un metabolizador rápido de cafeína (CYP1A2 AA). Nunca he sido una persona que sufra insomnio por tomar café tarde, pero saber que mi hígado la procesaba rápidamente y que no tenía un mayor riesgo cardiovascular asociado me dio una alegría desproporcionada. Ese día fui directo a la cafetería, pedí un expreso doble y lo disfruté como si fuera el mejor premio genético que la vida me había dado. No es que ahora abuse del café, pero saber que mi cuerpo lo maneja bien me hizo sentir como si hubiera ganado una pequeña lotería metabólica. Aun así, con el tiempo, mi relación con la cafeína ha evolucionado. Ahora soy más de té matcha, no solo por su perfil más estable de energía, sino por los beneficios antioxidantes y la presencia de L-teanina que equilibra sus efectos. Sin embargo, sigo disfrutando de un buen café cuando el momento lo merece.

19:00. La luz del atardecer, una señal natural para el sueño

A medida que el sol baja en el horizonte, la luz cambia de tonalidad. El azul que dominaba la mañana desaparece y los tonos cálidos de la tarde envían un mensaje al cerebro: es hora de empezar a reducir el ritmo.

Durante el día, la luz del sol contiene una gran cantidad de luz azul que estimula la producción de cortisol y nos mantiene alerta. Sin embargo, al acercarse el atardecer, los matices fríos y brillantes desaparecen y dan paso a una maravilla de colores cálidos anaranjados y rojizos. Este cambio es importante porque incrementa la producción de melatonina un 50 % más rápido que si una persona pasa de luz intensa a oscuridad repentina. El atardecer debe ser, por tanto, una transición hacia el descanso.

Existe un fenómeno llamado opacarofilia que describe la atracción natural que muchos sienten hacia estos momentos de luz tenue. No es casualidad que la caída del sol significara desde tiempos ancestrales un instante de buscar refugio y que la búsqueda de ese lugar tranquilo haya dejado una huella genética en nosotros.

La luz cálida del atardecer reduce la actividad del sistema nervioso simpático, el cual está asociado con la alerta y el estrés. A su vez, activa el sistema parasimpático, promoviendo la relajación y la calma. Observar de forma consciente la caída del sol nos obliga a parar nuestro ritmo de vida acelerado y nos brinda un momento espectacular que nos pone contentos, nos anima.

Si quieres potenciar los beneficios mejorar tu descanso, puedes adoptar algunas estrategias sencillas:

- Sal al aire libre durante el atardecer. La exposición natural a la luz cálida ayuda a sincronizar el reloj biológico y prepara el cuerpo para dormir mejor.
- Disminuye la exposición a luces blancas y frías al anochecer. Sustituir las luces artificiales intensas por iluminación cálida y tenue refuerza la señal biológica de descanso.

Entender la importancia de este proceso natural nos permite alinear mejor nuestro estilo de vida con el ritmo circadiano, mejorando el sueño y el bienestar general.

20:00. Hora de la cena

La última comida del día tiene un impacto directo en la calidad del sueño. Si consumo una cena copiosa, obligo a mi sistema digestivo a trabajar durante la noche, interfiriendo con la regeneración celular y la producción de hormonas del descanso.

Imagina que te metes en la cama, apagas la luz y cierras los ojos esperando un descanso reparador… pero nada. Das vueltas, sientes pesadez en el estómago, te despiertas varias veces en la noche y, a la mañana siguiente, te levantas más cansado de lo que te acostaste. ¿El culpable? Probablemente, lo que cenaste.

No es ningún secreto que la alimentación influye en el sueño, pero pocos saben que ciertos alimentos y bebidas pueden convertir la noche en una batalla contra el insomnio. Empecemos por los sospechosos habituales: el café, el té y las bebidas energéticas. Si bien son el combustible de muchos desayunos, por la noche actúan como un sabotaje directo a la producción de melatonina. La cafeína, la teína y la taurina son estimulantes que pueden quedarse en el sistema hasta seis horas, impidiendo que el cuerpo entre en modo descanso. Y si pensabas que un pedacito de chocolate era inofensivo antes de acostarte, piénsalo dos veces: contiene teobromina, otro estimulante que puede elevar la frecuencia cardíaca y retrasar el sueño.

Luego viene el gran engaño: el alcohol. Aunque parezca que una copa de vino o una cerveza relajan y facilitan el sueño, en realidad lo fragmentan, reduciendo el tiempo que pasamos en la fase de sueño profundo, la más reparadora. Y si a eso le sumamos el tabaco, la combinación es aún peor, ya que la nicotina es un estimulante que altera el ritmo circadiano.

El tipo de cena también tiene mucho que decir. Si es muy copiosa, el sistema digestivo seguirá en plena actividad cuando el cuerpo debería estar descansando, lo que provoca reflujo, acidez o simplemente una sensación de pesadez incómoda. Pero tampoco hay que irse hasta el extremo contrario: una cena demasiado escasa genera hambre nocturna y hace que el cuerpo libere cortisol, dificultando aún más el sueño.

Y cuidado con la carne roja y los embutidos. Son alimentos ricos en grasas saturadas y proteínas que tardan más en digerirse, lo que prolonga el trabajo del sistema digestivo. Además, contienen tirosina, un aminoácido que estimula la producción de dopamina y puede activar el sistema nervioso.

Para terminar, el exceso de sal tampoco es un buen aliado: provoca retención de líquidos y deshidratación nocturna, lo que puede hacer que te despiertes con sed en mitad de la noche: embutidos, ultraprocesados y *snacks* salados no son una buena idea.

Si quieres dormir bien, lo mejor es optar por una cena ligera pero equilibrada como has aprendido en el método del plato, pero vamos a ver cómo favorecer la producción de melatonina con los alimentos que elegimos para cenar, ya que para que el cuerpo fabrique melatonina de manera eficiente, necesita ciertos nutrientes clave. Algunos alimentos contienen melatonina de forma natural, mientras que otros aportan los elementos esenciales para que el organismo la sintetice correctamente.

Triptófano, la materia prima del sueño

El triptófano es un aminoácido esencial que el cuerpo utiliza para producir serotonina, la cual, a su vez, se convierte en melatonina. Es como una cadena de producción bien diseñada: sin triptófano, no hay serotonina, y sin serotonina, la melatonina no puede hacer su trabajo.

Fuentes ricas en triptófano
Leche, yogur, queso, pavo, pollo, salmón, atún, caballa, huevos, lentejas, garbanzos, alubias, almendras, nueces, anacardos, semillas de calabaza, semillas de sésamo...

Vitaminas del grupo B, la clave para su conversión en serotonina

No basta con ingerir triptófano; el cuerpo necesita enzimas y cofactores para convertirlo en serotonina y melatonina. Aquí es donde entran en juego las vitaminas del grupo B, especialmente la vitamina B6, que facilita la transformación del triptófano en serotonina.

La serotonina y la melatonina están estrechamente relacionadas, ya que la segunda depende de la primera para ser sintetizada en el cuerpo. Son nuestra conexión con el sueño y el bienestar.

Fuentes ricas de vitamina B6
Cereales integrales, plátano, garbanzos, patatas, boniatos, espinacas, zanahorias, pipas de girasol, sardinas, salmón...

Alimentos con melatonina natural, un impulso directo al sueño

Algunos alimentos contienen melatonina de forma natural, por lo que incluirlos en la cena puede ayudar a reforzar la producción endógena de esta hormona y mejorar la regulación del ciclo sueño-vigilia.

Fuentes naturales de melatonina
Cerezas, maíz, tomate, nueces, avena, bayas de goji...

22:30. Desconexión y rituales de descanso, la higiene del sueño

Para lograr dormir bien no solo basta con apagar la luz y esperar a que el sueño llegue. Es un proceso biológico complejo en el que intervienen hormonas, neurotransmisores y señales ambientales. Si alguna vez te has preguntado por qué algunas noches concilias el sueño fácilmente y otras te das vueltas sin cesar, la respuesta puede estar en tus hábitos previos al descanso. Vamos a ver qué dice la ciencia sobre qué podemos hacer para caer en los brazos de Morfeo.

La habitación, el entorno de tus sueños

Dormir bien no es solo cuestión de tiempo, también del entorno. La temperatura y la calidad del aire en el dormitorio influyen directamente en la profundidad del sueño, la capacidad del cuerpo para recuperarse y la sensación de descanso al despertar. Si alguna vez has pasado la noche dando vueltas por el calor o te has despertado con frío en mitad de la madrugada, sabes lo determinante que puede ser el ambiente para lograr un sueño de calidad.

El cuerpo humano sigue un ritmo térmico a lo largo del día, y durante la noche la temperatura corporal desciende de manera natural. Este enfriamiento interno facilita la transición hacia el sueño profundo, pero si la temperatura ambiental no acompaña, el proceso se ve alterado. Debes ajustar la temperatura de la habitación a un nivel fresco, pero confortable. En verano, optar por ropa de cama ligera y tejidos transpirables. En invierno, es mejor añadir una manta extra que depender de la calefacción, ya que el aire seco también puede afectar la respiración.

No olvides que la temperatura óptima para dormir se sitúa entre los 16 y los 20 °C. Si el ambiente es demasiado cálido, el cuerpo lucha por disipar calor, lo que aumenta la frecuencia cardíaca y provoca despertares nocturnos. Y si la temperatura es muy baja, el organismo activa mecanismos para conservar el calor, como la contracción muscular, lo que dificulta la relajación y el sueño profundo.

El aire que respiras mientras duermes afecta también el descanso más de lo que imaginas. Una habitación mal ventilada acumula dióxido de carbono y humedad, lo que puede hacer que el sueño sea menos profundo y reparador. Ventila al menos diez-quince minutos cada día, preferiblemente antes de dormir. Si la calidad del aire es baja, la puedes mejorar con plantas purificadoras o un humidificador en invierno. Mantener una leve circulación de aire durante la noche ayuda a tener el ambiente fresco y oxigenado.

Una mala ventilación eleva los niveles de CO_2, lo que afecta la oxigenación del cerebro y provoca despertares nocturnos. Algunos estudios han demostrado que una mejor circulación de aire reduce la fatiga matutina y mejora la concentración al despertar. Un ambiente cerrado y húmedo favorece la proliferación de ácaros y alérgenos, lo que puede empeorar la calidad del sueño, especialmente en personas con problemas respiratorios.

Acostarse y despertarse siempre a la misma hora

Dado que el cuerpo sigue un ritmo circadiano, un reloj interno que regula el sueño, la energía y la producción hormonal, mantener horarios regulares para acostarse y despertarse —al menos entre semana— fortalece este ciclo y mejora la calidad del descanso. Las personas con horarios de sueño irregulares tienen menor producción de melatonina y peor descanso nocturno. Por eso, acostarse tarde altera la liberación de cortisol, dificultando el sueño profundo.

Entre la cena y la cama: dos horas

El cuerpo necesita un mínimo de dos horas entre la cena y la hora de dormir para no interferir con la producción de melatonina. Cenar cerca de la hora de dormir reduce el sueño profundo y aumenta los despertares nocturnos. Y cenas pesadas pueden generar reflujo y digestión lenta, afectando el descanso.

El ejercicio, durante el día

El ejercicio regula el ciclo circadiano y mejora la calidad del sueño, pero la clave está en cuándo y cómo se practica. El moderado ayuda a producir adenosina, un compuesto que induce el sueño. Sin embargo, entrenar muy tarde eleva la temperatura corporal y el cortisol, dificultando la conciliación del sueño. Si te ejercitas muy tarde, opta por actividades de baja intensidad.

Sexo, el placer nocturno

El sexo antes de dormir es un gran aliado para el descanso, gracias a la liberación de oxitocina y prolactina, hormonas que inducen la relajación y el bienestar. Las personas que tienen relaciones sexuales antes de dormir experimentan un sueño más profundo y de mejor calidad.

Meditación y relajación, poner el cerebro en modo noche

Las técnicas de meditación, respiración profunda y *mindfulness* pueden reducir el estrés y preparar la mente para un sueño más profundo. Quienes practican técnicas de relajación duermen más rápido y con menos despertares nocturnos. La meditación activa el sistema parasimpático, reduciendo el estrés y favoreciendo la producción de melatonina.

No forzar el sueño

Si no puedes dormir, levántate y lee o escucha música relajante. Cuando tras veinte minutos no has logrado conciliar el sueño, quedarte en la cama intentándolo a la fuerza solo genera ansiedad. Sal de la cama y haz una actividad relajante. Mirar el reloj en la noche aumenta la ansiedad y dificulta aún más dormirse.

El móvil, el ladrón de melatonina

La luz azul de las pantallas bloquea la producción de melatonina, reduciéndola hasta en un 50 %, engañando al cerebro y retrasando el inicio del sueño hasta en noventa minutos. Recuerda: fuera redes sociales al acostarte y al levantarte. Evita pantallas al menos una hora antes de dormir y saca el móvil de la habitación, que hay despertadores que hasta imitan la luz del atardecer y amanecer y que cuidan tu reloj biológico.

La luz en mitad de la noche

Si enciendes la luz al levantarte al baño por la noche, la producción de melatonina puede interrumpirse y hacer que el cuerpo piense que es de día. Dormir bien no es cuestión de azar, sino de hábitos alineados con tu reloj interno y tus hormonas. Es una estrategia para optimizar la energía, la salud y la longevidad.

La epidemia del insomnio y el abuso de soluciones rápidas

El insomnio se ha convertido en un problema global. Millones de personas alrededor del mundo buscan desesperadamente una forma de dormir mejor, pero en lugar de abordar la causa del problema, recurren a soluciones rápidas como medicamentos y suplementos sin un enfoque estructurado. El resultado: una dependencia creciente a fármacos para dormir, un uso indiscriminado de melatonina y otros productos naturales que muchas veces se consumen sin información adecuada. Pero dormir bien no es cuestión de una pastilla, sino de una estrategia que respete la biología del cuerpo.

Uno de los errores más comunes es pensar que el insomnio se resuelve con una intervención directa a base de medicación o suplementos. Pero en realidad la clave para dormir bien está en seguir una estructura de intervención fundamentada en la ciencia donde cada nivel de la pirámide (figura 9) cumple una función.

— En el primer nivel están unos buenos hábitos higiénico-dietéticos.
— La terapia cognitivo-conductual para el insomnio es la mejor estrategia para mejorar el sueño de manera duradera. En lugar de enfocarte solo en dormir más, trabaja en reeducar el cerebro para que asocie la cama con el descanso y no con el estrés de no poder dormir. Para ello, utiliza técnicas como regular el tiempo que pasas en la cama (evitando estar tumbados sin sueño), cambiar hábitos que interrumpen el descanso y modificar pensamientos negativos sobre el insomnio. Es el método con más respaldo científico y, antes de recurrir a suplementos o medicamentos, debería ser el primer paso para recuperar un sueño natural y reparador.

— En casos donde los hábitos y la terapia no sean suficientes, ciertos suplementos pueden ayudarte a mejorar la regulación del sueño, pero deben ser utilizados con conocimiento y en el contexto de una estrategia adecuada.
— Los fármacos para dormir deben ser tu última opción y solo en casos específicos, bajo supervisión médica. El abuso de hipnóticos, benzodiacepinas o antihistamínicos genera tolerancia, dependencia y una alteración en la arquitectura del sueño que impide un descanso verdaderamente reparador.

Tres suplementos y una infusión

En el mercado hay innumerables opciones de suplementos para mejorar el sueño, pero pocos tienen una base científica sólida y un uso adecuado. Analizamos tres de los más utilizados: melatonina, ashwagandha y magnesio, explicando cómo pueden ayudar y qué errores se deben evitar.

La melatonina no es un somnífero cualquiera, sino que ya has aprendido que se trata una hormona que regula el ciclo sueño-vigilia. Su suplementación puede ser útil en situaciones específicas, como el desfase horario —*jet lag*—, las alteraciones en el ritmo circadiano o en personas que trabajan en turnos nocturnos, pero no debe emplearse como una solución general para el insomnio. En la Unión Europea, la dosis permitida sin prescripción médica es 1,9 miligramo al día. Su efectividad depende del momento en que se tome: lo ideal es treinta-sesenta minutos antes de dormir, sin comida en el estómago. No se recomienda para un uso prolongado sin supervisión, ya que puede alterar la producción natural de melatonina en el cuerpo y generar una dependencia psicológica.

La ashwagandha es un adaptógeno que ayuda a reducir el cortisol, lo que puede ser beneficioso para mejorar la calidad del sueño, especialmente en personas que padecen insomnio con altos niveles de estrés crónico o ansiedad, lo que les ayuda a regular el sistema nervioso y a mejorar la resistencia al estrés. La dosis recomendada es trescientos-seiscientos miligramos al día, preferiblemente en extracto estandarizado con una alta concentración de withanólidos. Ten precaución si tienes hipotiroidismo o tomas medicación para la tiroides, ya que puede afectar su función. También debe evitarse en embarazadas sin supervisión médica.

El magnesio, por su parte, es un mineral esencial para la relajación muscular, la función nerviosa y la producción de neurotransmisores relacionados con el sueño, como el GABA. Pero no todas las formas de magnesio son iguales, y elegir la incorrecta puede traer consecuencias inesperadas. Las mejores formas para el sueño son el bisglicinato y el citrato de magnesio, ya que tienen alta biodisponibilidad y un efecto relajante sobre el sistema nervioso. Evita el óxido de magnesio, pues tiene poca absorción y un efecto laxante. Muchas personas lo toman antes de dormir con la intención de relajarse y terminan con molestias digestivas y despertares nocturnos por urgencias intestinales. La combinación de magnesio con vitamina B6 puede potenciar su efecto en el sistema nervioso.

Una estrategia que es más que un ritual de sueño puede ser una infusión con rooibos, lavanda, azahar y valeriana, ingredientes que ayudan a calmar el sistema nervioso, reducir el estrés y preparar el cuerpo para un descanso más profundo y reparador. Tomarla antes de dormir, en un ambiente tranquilo y sin pantallas, favorece el sueño de manera natural. Un momentazo para relajarte y pensar en lo mejor de tu día.

El mundo se está medicando para dormir, pero a qué precio: en Europa y Estados Unidos, millones dependen de pastillas para el insomnio sin saber que su uso prolongado puede costarles la memoria. Estudios recientes advierten que quienes consumen hipnosedantes con frecuencia tienen hasta un 79 % más de riesgo de desarrollar demencia, transformando una solución temporal en una amenaza silenciosa para el cerebro.

El error más grande en el abordaje del insomnio es recurrir a soluciones rápidas sin cambiar los hábitos que realmente determinan la calidad del descanso. El uso excesivo de fármacos y suplementos sin una estrategia estructurada perpetúa el problema en lugar de resolverlo. La clave para dormir bien está en respetar la pirámide de la intervención del sueño, priorizando hábitos adecuados, estrategias cognitivo-conductuales y, solo cuando sea necesario, suplementos con base científica.

El sueño es un pilar fundamental de la salud, y recuperar un descanso reparador no se trata de encontrar la pastilla perfecta, sino de crear un entorno y una rutina que trabajen a favor del cuerpo, no en su contra.

Tu día dicta la calidad de tu noche.
Y tu noche, la calidad de tu vida.

18

Cortisol, la hormona del estrés

Vivimos en una sociedad acelerada, en el que el estrés se ha convertido en un compañero de vida casi permanente. Reuniones, notificaciones, responsabilidades, preocupaciones constantes, redes sociales, malas noticias cada vez que ponemos el telediario... Mientras, en el organismo hay glándulas produciendo sin parar esos mensajeros químicos, las hormonas, que viajan por la sangre para cumplir su misión. De todas las más de cincuenta hormonas que se han encontrado en el ser humano, hay una que se está convirtiendo en la protagonista de nuestra acelerada existencia: el cortisol. Es un mensajero que parte de las cápsulas suprarrenales, encima de los riñones, y que también producen adrenalina. Un compañero que nos sigue toda la vida y que es imprescindible para la supervivencia, pero en este mundo de la inmediatez es frecuente que aumente hasta niveles incompatibles con la salud, el bienestar y la longevidad.

Una montaña rusa constante

El cortisol es una de las hormonas clave en la respuesta al estrés, diseñada para ayudarnos a reaccionar en situaciones de peligro. Para entender cómo funciona, voy a contarte una experiencia personal que viví en Sumatra, en plena selva tropical. Estábamos haciendo *trekking* en una reserva natural, caminando entre una densa vegetación con un grupo de amigos, maravillados por la biodiversidad del lugar. De repente, dos orangutanes comenzaron a moverse rápidamente en nuestra dirección, golpeando ramas y emitiendo sonidos fuertes. Sabíamos que nos los podríamos encontrar, pero no sabíamos si eran un juego, un desafío territorial o simplemente curiosidad —que es lo que era—, pero en ese instante, maravilloso y temeroso a la vez, nuestro cuerpo entró en estado de alerta máxima. Sentí cómo el corazón se disparaba, mi respiración se volvía más rápida y los músculos se tensaban. El cerebro interpretó la situación como una amenaza y en cuestión de segundos el hipotálamo activó seguramente una cascada de señales hormonales para que mis glándulas suprarrenales liberaran adrenalina y cortisol. La temperatura corporal aumentó, la sangre se desvió desde el sistema digestivo hacia las piernas, la glucosa en sangre se disparó para proporcionar energía inmediata y cada célula se preparó para correr. Sin embargo, el guía local, un hombre de mediana edad con años de experiencia en la selva, nos detuvo en seco con un gesto firme, recordándonos que no debíamos hacerlo. Con voz tranquila pero contundente, nos indicó que no corriéramos, ya que los orangutanes no eran una amenaza real y que lo peor que podíamos hacer era actuar como presas. Nos pidió que permaneciéramos quietos, que evitáramos movimientos bruscos y que, con calma, fuéramos caminando poco a poco. En ese momento entendí cómo el cuerpo y la realidad a veces entran en conflicto: biológicamente, estaba preparado para correr y huir; sin embargo, la mejor estrategia era hacer exactamente lo contrario.

Este mismo mecanismo es el que nos ha permitido sobrevivir como especie durante miles de años, pero en la sociedad actual el problema es que el cerebro activa esta misma respuesta de alerta ante situaciones que no representan un peligro real. Hoy no nos persiguen orangutanes en la selva; sin embargo, el cuerpo se comporta igual cuando tenemos un día de estrés en el trabajo, cuando recibimos una mala noticia o incluso cuando revisamos el móvil y vemos algo que nos preocupa. El cortisol se mantiene elevado de forma crónica, lo que genera fatiga, ansiedad, insomnio, aumento de grasa abdominal, debilitamiento del sistema inmunológico y problemas digestivos.

No es casualidad que el estrés crónico sea considerado la epidemia del siglo XXI. Si quieres que el cortisol no te domine, debes aprender a regular tu respuesta al estrés de forma consciente, tal como lo hizo mi guía en la selva. No siempre es necesario que reacciones de inmediato ni entrar en pánico; muchas veces lo mejor que puedes hacer es detenerte, respirar y evaluar la situación con calma. Incorporar hábitos como ejercicio regular, una alimentación equilibrada, técnicas de relajación y una buena higiene del sueño es fundamental para evitar que el cuerpo viva en un estado de alerta constante, como si siempre estuvieras a punto de huir de un orangután que en realidad no representa ningún peligro.

Miguel, cuando el café se convierte en un enemigo

Miguel, un joven empresario de treinta y cinco años, había convertido el café en su mejor aliado. Su jornada arrancaba con una taza en ayunas, seguida de otra mientras respondía correos, otra en la reunión de media mañana y un par más por la tarde para combatir el bajón de energía. Cinco cafés al día no le parecían demasiado; de hecho, estaba convencido de que lo mantenían enfocado y productivo. Sin embargo, lo que no sabía era que su cuerpo estaba pagando un precio muy alto por este hábito.

El problema no era el café en sí, sino el efecto acumulativo de los picos de cortisol que le generaba. Cada vez que tomaba una taza, su sistema nervioso entraba en modo de alerta, estimulando las glándulas suprarrenales para liberar más cortisol. Esta respuesta es útil en momentos de estrés puntual, pero cuando se repite constantemente a lo largo del día, el sistema se sobrecarga y entra en un estado de fatiga crónica. Con el tiempo, el cuerpo dejó de responder de manera eficiente y entró en lo que se conoce como fatiga adrenal: una condición en la que las glándulas suprarrenales se agotan tras producir cortisol en exceso durante demasiado tiempo. El resultado fue un montón de síntomas que comenzaron a aparecer sin que Miguel entendiera por qué.

Lo que al principio parecían simples resfriados ocasionales se convirtieron en infecciones recurrentes. Cada vez que tenía un pico de estrés fuerte en el trabajo, terminaba enfermo. Su sistema inmune estaba comprometido, dejándolo más vulnerable a infecciones respiratorias, alergias y problemas inflamatorios.

Se sentía agotado todo el día, pero al llegar la noche su mente no se apagaba. El exceso de cortisol había alterado su ciclo circadiano; en lugar de disminuir por la noche, sus niveles seguían elevados, impidiéndole relajarse y descansar bien. Se dormía tarde, se despertaba a medianoche y, por la mañana, sentía que no había descansado nada.

Miguel notó que, aunque intentaba comer bien, su abdomen se inflamaba y acumulaba grasa en la zona media. Pasaba de no tener hambre durante horas a episodios de hambre voraz, donde comía con ansiedad y sin saciarse. Esta respuesta es típica en personas con cortisol elevado, ya que la hormona promueve la acumulación de grasa y genera picos de glucosa que desregulan la señal de hambre y saciedad.

En un chequeo médico, sus niveles de presión arterial y colesterol aparecieron más altos de lo normal. Su cuerpo estaba en un estado de inflamación constante, lo que aumentaba su riesgo cardiovascular. Su intestino también estaba sufriendo los efectos del estrés crónico. Hinchazón, digestiones pesadas y episodios de diarrea o estreñimiento se convirtieron en parte de su rutina. La activación continua del sistema nervioso simpático había afectado su microbiota intestinal, generando inflamación y alterando la absorción de nutrientes.

Comenzó a notar también que su pelo estaba más fino y su piel más seca y apagada. El cortisol elevado interfiere con la regeneración celular, afectando tanto el cabello como la piel. Aunque pensaba que el café lo ayudaba a enfocarse, en realidad cada vez le costaba más recordar detalles y concentrarse en tareas largas. Su hipocampo, la región del cerebro encargada de la memoria, estaba siendo afectado por el exceso de cortisol, lo que le hacía olvidar cosas importantes o quedarse en blanco en momentos clave.

Las cefaleas tensionales comenzaron a ser frecuentes, acompañadas de una sensación de presión constante en la cabeza. El estrés crónico y la fatiga adrenal pueden contribuir a la inflamación y la sensibilidad al dolor, aumentando la predisposición a migrañas y dolores musculares. Sus análisis mostraron una disfunción tiroidea leve. El cortisol elevado interfiere con la producción de hormonas tiroideas, ralentizando el metabolismo y provocando síntomas de fatiga y falta de energía. Por último, a pesar de entrenar en el gimnasio, notó que sus músculos estaban perdiendo firmeza y fuerza. Esto ocurría porque su cuerpo, en un intento por obtener glucosa rápida ante tanto estrés, estaba destruyendo tejido muscular para generar energía, un proceso conocido como catabolismo.

Tan solo reduciendo el número de tazas, de cinco a una, Miguel mejoró su sistema inmunológico, su insomnio y su fatiga extrema, perdió grasa abdominal y controló su hipertensión. Mejoró también sus problemas digestivos, los de la piel y el cabello, era capaz de concentrarse, las migrañas se redujeron y por fin parecía que el ejercicio hacía efecto.

Controlar los niveles de cortisol debería ser parte de alguna asignatura obligatoria en los colegios, porque lo agradeceríamos toda la vida. Aprender a gestionar ese estrés que sobreviene en la vida y nadie desea no solo nos alarga la vida, sino que la llena de bienestar, equilibrio y felicidad.

Hacer del cortisol tu aliado en lugar de tu enemigo no significa eliminarlo, sino aprender a gestionarlo para que trabaje en equilibrio con tu cuerpo.

Uno de los pilares más importantes ya sabes que es moverte, pero con inteligencia: entrenamientos moderados como caminatas al aire libre, yoga o movilidad consciente pueden reducir el cortisol sin forzar al sistema nervioso. En cambio, sesiones de ejercicio de alta intensidad sin una recuperación adecuada pueden elevar aún más los niveles de estrés. Dormir bien y aplicar la higiene del sueño es el otro aspecto clave, ya que la privación del sueño mantiene el cortisol elevado y genera fatiga crónica, mientras que un descanso reparador ayuda a regular su producción de manera natural.

La alimentación juega un papel fundamental en el control del cortisol, y aquí es donde entran en juego los azúcares y las harinas refinadas. Aunque muchas personas recurren a ellos en momentos de estrés, creyendo que proporcionan energía rápida y alivio emocional, en realidad estos alimentos generan picos de glucosa seguidos de caídas bruscas, lo que provoca una respuesta compensatoria del cuerpo liberando aún más cortisol. Ahora ya conoces una razón más por la que es preferible optar por hidratos de carbono complejos, como verduras, legumbres, frutos secos y cereales integrales, que mantienen la glucosa estable y reducen la necesidad del cuerpo de compensar con cortisol.

Además, una dieta rica en omega-3 —nueces, pescados azules—, vitamina C —un cítrico al día— y triptófano —recuerda los alimentos para dormir bien—, favorece la producción de serotonina, equilibrando la respuesta del sistema nervioso y ayudando a amortiguar los efectos del estrés. Reducir el consumo de cafeína también es crucial, pues el abuso de estimulantes genera picos de cortisol innecesarios, promoviendo un estado de alerta constante que impide la recuperación del cuerpo. Gestionar el estrés emocional es igual de importante: rodearte de personas positivas, filtrar la información que consumes y relativizar los problemas ayuda a reducir la hiperactivación del sistema de alerta.

Pero si hay una herramienta que siempre tengo presente en consulta, tanto para mis pacientes como para las personas que más quiero, es la respiración STOP. En un mundo que nos empuja a la velocidad y la sobrecarga mental, hay que saber respirar. Esta técnica no solo te ayuda a detener el estrés en el momento, sino que entrena al cuerpo para activar el sistema nervioso parasimpático, promoviendo la calma y la recuperación. Para practicar la respiración STOP sigue los siguientes cuatro pasos:

— Detente (S, *stop).* Para lo que estés haciendo y pon atención en el presente.
— Respira (T, *take a breath).* Inhala profundamente por la nariz durante cuatro segundos, sostén la respiración (apnea) por cuatro segundos y luego exhala lentamente por la boca durante cuatro segundos. Repite el ciclo varias veces hasta sentir que el cuerpo se relaja.
— Observa (O, *observe).* Nota cómo te sientes física y emocionalmente, sin juzgar. Observa si hay tensión en alguna parte del cuerpo o si tu mente sigue acelerada.
— Prosigue (P, *proceed).* Retoma tu día, pero desde un estado de mayor calma y claridad.

Este tipo de respiración reduce los niveles de cortisol en cuestión de minutos y entrena al cuerpo para no reaccionar de manera automática ante el estrés, permitiendo una mayor resiliencia a largo plazo.

Ahora que tienes el cortisol controlado o al menos sabes cómo hacerlo, nos escapamos para que la naturaleza nos ayude aún más.

19

Terapia en el bosque

Desde el momento en que cojo la mochila y le digo a mi perra que nos vamos a la montaña, algo dentro de mí cambia. Es como un ritual, un pacto silencioso entre ella y yo. Sabemos que llega nuestro momento. Ese en el que dejamos atrás todo lo que nos pesa: el estrés, el ruido, la contaminación de la ciudad, los ambientes cerrados saturados de tóxicos, la luz artificial que fatiga los ojos y el ritmo frenético que nos arrastra sin darnos tregua. Todo aquello que nos resta salud y despierta los genes del envejecimiento, esos que ya hemos aprendido a no querer activar.

Aparco, bajo del coche y ahí está: el silencio. Pero no es un silencio vacío, es un silencio lleno de vida. Camino unos pasos y lo primero que noto es el crujir de la tierra bajo los pies, el viento deslizándose entre los árboles, el sonido de los arroyos, la nieve compactándose con cada pisada, el canto de los pájaros que marcan el tiempo sin prisas. Respiro hondo. El aire es distinto, más puro, más real. Huele a madera, a musgo, a vida. Miro al horizonte y mis ojos se alegran de lo que ven: luz natural, colores que cambian con cada estación, un escenario que ningún cuadro ni fotografía pueden igualar.

Camino sin prisa, dejando que mis sentidos se activen uno a uno. Escucho, huelo, veo, toco, respiro. Y sin darme cuenta, mi corazón también lo nota. Como si entendiera que aquí no hay peligro, que este es su lugar, mis pulsaciones comienzan a descender hasta llegar a cuarenta y cinco latidos por minuto. Algo impensable en la ciudad, en el trabajo, ni siquiera en casa. Es en ese instante, cuando me detengo y observo a mi fiel compañera correteando libre entre la nieve invernal, entre los prados verdes de la primavera, bajo los atardeceres cálidos del verano o entre la alfombra de hojas doradas del otoño, cuando una sonrisa aparece en mi cara sin que yo la busque. Porque ¿quién no se siente feliz después de un paseo por la naturaleza? ¿Quién no nota que algo dentro de sí cambia al respirar aire limpio, al caminar sin prisa, al desconectar del mundo para reconectar consigo mismo? No hay nada más natural que sentirse bien en la naturaleza. Y, sin embargo, nos hemos alejado tanto de ella que hemos olvidado cuánto la necesitamos. Pero lo que ocurre en la naturaleza no es solo una sensación subjetiva, la ciencia lo respalda.

Cuando caminamos por un bosque, cuando respiramos profundamente ese aire que parece más puro, en realidad estamos absorbiendo algo más que oxígeno. Los árboles y plantas liberan unas sustancias químicas llamadas fitoncidas, compuestos naturales que forman parte de su sistema de defensa contra bacterias, hongos e insectos. Proceden de diversos aceites esenciales y al inhalarlos, el cuerpo responde aumentando la actividad de las células NK *(natural killer)*, esenciales en la lucha contra virus y células tumorales. Es como si la propia naturaleza fortaleciera el sistema inmunológico de manera silenciosa, sin que siquiera nos demos cuenta.

Pero los beneficios van mucho más allá. Caminar en el bosque reduce el cortisol, esa hormona que, cuando se mantiene elevada de forma crónica, desgasta el cuerpo y la mente. Practicar senderismo en entornos naturales reduce de manera significativa los niveles de cortisol en saliva, disminuye la presión arterial y baja la frecuencia cardíaca, activando el sistema nervioso parasimpático, el responsable de la relajación y la recuperación del organismo. Ayuda a bajar el colesterol LDL —el malo, el que se depositaba en los vasos sanguíneos—. En otras palabras, el bosque nos ayuda a desintoxicarnos del estrés y previene enfermedades cardiovasculares.

Caminar por el bosque es mucho más que un paseo, es una terapia silenciosa que el cuerpo reconoce de inmediato. No es casualidad que después de un día en la naturaleza la mente esté más clara y el peso del estrés parezca desvanecerse. El senderismo y los baños de bosque son una medicina real contra la ansiedad y la depresión. Mientras caminas, algo ocurre internamente. El cerebro responde al entorno natural liberando serotonina, el neurotransmisor que nos ayuda a sentirnos en calma, equilibrados, estables. El sol, filtrándose entre las ramas, estimula la producción de vitamina D, un nutriente esencial no solo para los huesos, sino para la salud mental, cuya deficiencia se ha relacionado con un mayor riesgo de depresión. El aire cargado de fitoncidas reducen la actividad del sistema nervioso simpático, el que nos mantiene en estado de alerta, permitiendo que el organismo active su modo de recuperación y regeneración.

¿Y la microbiota? Los baños de bosque y el contacto con la naturaleza enriquecen, al menos en niños, la diversidad de la microbiota, fortaleciendo el sistema inmunológico y reduciendo el riesgo de enfermedades autoinmunes, como demostró un estudio finlandés en el que la exposición al suelo forestal mejoró la composición microbiana y la respuesta inmune en pequeños.

Incluso epigenéticamente, la naturaleza influye en la forma en que los genes se expresan. Factores ambientales como la calidad del aire, el ruido y el estrés pueden modificar nuestra biología sin alterar nuestro ADN, afectando nuestra longevidad y salud metabólica. No es casualidad que todas las zonas azules que recorrimos juntos estén rodeadas de naturaleza.

Y si hablamos de longevidad, los estudios son claros: las personas que viven en áreas rurales o cerca de espacios verdes tienen una esperanza de vida mayor y menos enfermedades cardiovasculares que quienes habitan en ciudades. No es difícil entender por qué: menos contaminación, menos ruido, más aire limpio, más contacto con lo natural.

En Japón, donde los baños de bosque o *shinrin-yoku* son una práctica reconocida dentro de la salud pública, se han documentado mejoras en el estado de ánimo, el sistema inmunológico y la calidad del sueño en quienes practican estas caminatas conscientes. En Europa tenemos el movimiento *friluftsliv* —vida al aire libre—, que ha expandido desde los países nórdicos la necesidad de relacionarnos con la naturaleza las cuatro estaciones de año, hasta en los días más fríos.

No es magia, es ciencia:
el déficit de naturaleza nos enferma.

Los bosques son más que un ecosistema. Son medicina viva para el cuerpo y la mente. No podemos permitirnos verlos solo como recursos explotables, como un simple paisaje de fondo o como un lujo del que disfrutar de vez en cuando. Necesitamos la naturaleza tanto como ella nos necesita a nosotros. Y si entendemos esto, si nos damos cuenta de que cada paseo por el bosque es una inversión en nuestra salud, entonces quizá volvamos a lo que realmente importa: vivir en sintonía con el mundo natural, porque en él está la clave del bienestar y la longevidad.

Imprescindibles para una jornada en la naturaleza

No hay nada como comer en medio de la naturaleza. Sentarte en una roca, bajo la sombra de los árboles, con el sonido del viento y los pájaros de fondo, y disfrutar de una comida que realmente nutra cuerpo y alma. Porque, aunque en la ciudad muchas veces comemos con prisas y sin darnos cuenta, en la montaña cada bocado sabe mejor, cada alimento cobra sentido; aquí la comida alimenta, da energía y se convierte en parte de la experiencia. Y, claro, después de horas de caminata no hay nada más reconfortante que sacar de la mochila algo que no solo sea saludable, sino que realmente te ayude a recuperar fuerzas. ¿A quién no le apetece una tortilla de patata casera bien hecha? Pero no una cualquiera: una tortilla equilibrada, con la patata hervida y horneada en lugar de frita, para conservar su energía en forma de hidratos de carbono de absorción lenta, combinada con el huevo como fuente de proteínas de alta calidad y un toque de aceite de oliva virgen extra. Un plato clásico perfectamente diseñado para un día de senderismo que te aporta la energía que necesitas sin pesadez ni digestiones pesadas. Además de un buen plato, hay más imprescindibles en la mochila de cualquier senderista o bañista de bosque. Aquí va la lista definitiva para que disfrutes de la ruta con la mejor nutrición posible.

Hidratación

El agua es tu mejor aliada. Se recomienda doscientos cincuenta mililitros cada veinte o treinta minutos de caminata, ajustando según la temperatura, humedad e intensidad del ejercicio. En rutas largas, puedes complementar con bebidas isotónicas naturales, como agua con limón, una pizca de sal y un toque de miel, o infusiones frías sin azúcar. En días calurosos, una excelente opción es llevar gazpacho casero, rico en minerales, antioxidantes y electrolitos naturales. En invierno, un caldo casero caliente puede ser reconfortante y ayudar a mantener el calor corporal.

Fruta fresca y deshidratada

Una fuente natural de hidratos de carbono de absorción rápida, vitaminas y antioxidantes. Plátanos, manzanas, peras, mandarinas, melocotones o ciruelas son opciones perfectas. También puedes llevar batidos de fruta caseros, como agua de mango con hierbabuena y limón o un batido de fresas sin azúcar. La fruta deshidratada sin azúcares añadidos, como dátiles, higos o arándanos, es ideal para reponer energía en rutas más exigentes.

Frutos secos y semillas

Pequeños pero poderosos, aportan grasas saludables, minerales esenciales y proteínas vegetales. Almendras, nueces, anacardos o pipas de calabaza son opciones saciantes y energéticas.

Bocadillos equilibrados

Elige pan cien por cien integral —trigo, espelta, centeno o sarraceno— y combínalo con ingredientes nutritivos que te aporten energía sostenida y saciedad. Algunas ideas pueden ser: aguacate y queso fresco; tomate, huevo duro y lechuga; hummus casero y rúcula; melva, atún o sardinas con pimientos asados; tomate, aceite de oliva, queso fresco y orégano; mantequilla de cacahuete cien por cien y rodajas de plátano; tofu, aguacate y pimientos asados; salmón ahumado, lechuga y aguacate; tortilla de patata y calabacín —con la patata hervida en lugar de frita—; pechuga de pollo asada, tomate y mozzarella.

Platos equilibrados para llevar

Ensalada de patata con huevo duro y aliño de mostaza y limón: energía sostenida de la patata hervida, proteína de calidad del huevo y grasas saludables del aceite de oliva; ensalada de legumbres con garbanzos, quinoa y aguacate: ideal para veganos y para todos, con proteína vegetal, fibra y grasas saludables; wrap integral de hummus y verduras: fácil y lleno de nutrientes; bolitas energéticas caseras, hechas con dátiles, cacao puro, almendras y semillas de chía para energía sin picos de glucosa; pudin de chía con fruta y frutos secos, rico en omega-3, proteínas y fibra para una digestión ligera y saciante; legumbres calientes en un termo: ¿Por qué no? En días fríos, un guiso de lentejas o garbanzos en un termo es una opción reconfortante y nutritiva; chocolate negro, un toque de placer saludable. Opta al menos por un 80 % de cacao, una fuente natural de antioxidantes y energía rápida. Para los más puristas, cuanto más cercano al cien por cien, mejor.

Bebidas energizantes naturales

Si buscas un extra de energía sin los efectos secundarios del café, el té matcha, el té blanco y el té verde son una excelente opción. Además de sus antioxidantes, su contenido moderado de cafeína proporciona una energía sostenida sin los altibajos del café, lo que los hace perfectos para mantener el ritmo en una caminata prolongada.

Llevar lo adecuado en la mochila marca la diferencia entre una ruta agotadora y una experiencia revitalizante. No se trata solo de caminar, se trata de alimentar el cuerpo con lo que realmente necesita para disfrutar al máximo de la naturaleza. Porque un baño de bosque no solo se respira, también se saborea.

Sol y vitamina D

Después de una caminata entre árboles, todo cambia, y aunque el mundo siga igual, nosotros volvemos diferentes.

Nos hemos obsesionado con los suplementos y olvidado lo más básico: el sol es la fuente principal de vitamina D. Como ya hemos dicho, aproximadamente el 80 % de la vitamina D que necesita el cuerpo no proviene de la dieta, sino de la exposición solar, un proceso biológico fascinante que se activa cuando la piel recibe rayos ultravioleta. Sin embargo, el estilo de vida moderno nos ha alejado tanto del sol que vivimos en una pandemia silenciosa de hipovitaminosis D, con consecuencias profundas en la salud. Su déficit se asocia con osteoporosis, fracturas, debilidad muscular, enfermedades cardiovasculares, diabetes tipo 2, trastornos autoinmunes y mayor susceptibilidad a infecciones. Además, su papel en la regulación del sistema inmunológico es tan clave que niveles bajos aumentan el riesgo de enfermedades inflamatorias y pueden comprometer la respuesta del organismo ante virus y bacterias. La carencia de esta vitamina es tan común que afecta a una parte significativa de la población mundial, especialmente a quienes viven en zonas con menos exposición solar o pasan la mayor parte del tiempo en interiores.

Para producir suficiente vitamina D, bastan entre cinco y treinta minutos de exposición solar directa en cara y brazos sin protector solar, dependiendo del tipo de piel y tolerancia individual, evitando siempre cualquier eritema solar —quemadura—. En España, durante el invierno en Andalucía y Canarias, y durante todo el año en el resto del país, la franja ideal es entre las diez y las cuatro de la tarde. El problema viene de que, si usamos cualquier crema con un factor de protección solar superior a 15, la síntesis de vitamina D se bloquea casi por completo. Además, las personas mayores de setenta años producen una cuarta parte de vitamina D en la piel, lo que hace que la deficiencia en esta población sea aún más preocupante y su riesgo de osteoporosis si no se controla a tiempo. No se trata de exponerse al sol de manera irresponsable, sino de encontrar un equilibrio saludable. La sobreexposición al sol aumenta el riesgo de cáncer de piel, pero su déficit también tiene consecuencias: niveles bajos de vitamina D se han asociado con un mayor riesgo de cáncer. Pasar unos minutos al aire libre cada día, con la piel descubierta en las horas adecuadas, es una estrategia sencilla y gratuita para mantener niveles óptimos de vitamina D y proteger la salud a largo plazo. La suplementación con vitamina D debe ser siempre supervisada por un profesional de la salud y basada en una analítica previa: en exceso, puede ser tóxica, ya que al ser una vitamina liposoluble se acumula en el organismo, pudiendo provocar calcificación de órganos, daño renal y alteraciones metabólicas.

Después de una caminata entre árboles, todo cambia,
y aunque el mundo siga igual, nosotros volvemos diferentes.

20

¡Hoy comemos fuera!

Este es, sin duda, otro más de los capítulos que más ilusión me hace escribir. No solo porque comer es un placer, sino porque cada vez que voy a un restaurante con mi familia, amigos o compañeros de trabajo, la misma escena se repite. Nos sentamos, abrimos la carta y, en cuanto todos ven lo que hay, las miradas se giran hacia mí:

—Javi, ¿qué es mejor pedir?

Si no estoy trabajando, suelo responder con algo épico:

—Yo bendigo los alimentos y convierto la *pizza* en brócoli y la hamburguesa en quinoa.

Pero como aún no he desarrollado ese superpoder, mejor nos centramos en algo más realista.

Muchas veces se asocia comer sano con renunciar a la mejor gastronomía, como si la única opción para cuidarnos fuera pedir una ensalada sin aliñar mientras los demás disfrutan de un buen plato. Pero eso no es cierto. Se puede comer bien sin renunciar al placer. La clave está en saber cómo elegir y qué estrategias usar para gozar de la experiencia sin sentir que te has pasado o que la única opción era resignarte a lo más aburrido del menú.

Disfruta sin remordimientos

Comer fuera de casa es parte de la vida social y un placer que no deberíamos demonizar. El problema no es salir a un restaurante, sino cómo y con qué frecuencia lo hacemos. No es lo mismo disfrutar de una cena especial un día a la semana que comer fuera de casa cinco días a la semana. Si haces veinte comidas al mes en restaurantes, lo que elijas con regularidad marcará la diferencia en tu salud.

Piensa en tu alimentación como una gran pintura en lienzo blanco. Si cada día haces pequeñas pinceladas equilibradas, el resultado será armonioso. Pero si siempre usas los mismos colores oscuros, la imagen final puede terminar siendo un caos. Así funciona nuestra salud: no se altera por un día puntual, se altera por lo que repetimos constantemente.

Si en esas veinte comidas mensuales acostumbras a pedir frituras, postres azucarados y bebidas alcohólicas, tu cuerpo recibirá una señal constante de picos de glucosa en sangre, estrés oxidativo y alteraciones metabólicas. Esto puede traducirse en mayor resistencia a la insulina, alteraciones en tu microbiota intestinal, acumulación de grasa abdominal, fatiga crónica y envejecimiento acelerado. Por otro lado, si aprendes a elegir bien, puedes disfrutar sin que ello afecte a tu bienestar a largo plazo.

Antes de ver opciones concretas en diferentes tipos de restaurantes, es importante aplicar algunas reglas básicas que te pueden ayudar a disfrutar sin consecuencias:

- Planifica los días que vas a comer fuera. Si sabes que tendrás varias comidas en restaurantes durante la semana, equilibra las comidas en casa para mantener el control sobre tu alimentación.
- No comiences por el pan. Ya has aprendido la importancia del orden de los alimentos. Empieza con verduras, sigue con alimentos ricos proteínas y, por último, incorpora los carbohidratos. Este orden reduce los picos de glucosa y mejora la saciedad.

— Comparte los entrantes. Así podrás probar sin excederte en cantidad. Prioriza opciones ligeras como ensaladas, *carpaccios,* mariscos o verduras a la parrilla.
— Aplica el método del plato equidieta. Lo que funciona en casa también se puede adaptar en restaurantes. Intenta que tu plato contenga una buena proporción de vegetales, proteínas de calidad y una fuente saludable de carbohidratos.
— Limita las bebidas alcohólicas. El consumo seguro de alcohol es cero, pero si decides tomar algo, márcate un máximo y elige opciones como tinto de verano o cerveza con gaseosa, sin añadir más azúcares a la bebida.
— Escoge guarniciones vegetales o patata cocida o asada en lugar de frituras.
— Elige platos cocinados a la plancha, al horno o al vapor en lugar de fritos o rebozados.
— Reduce los aperitivos ultraprocesados. No necesitas evitarlos por completo, pero es importante que no sean los protagonistas de la comida. Si hay pan con mantequilla o patatas fritas en la mesa, no tienes por qué comértelo todo. Es fácil caer en el hábito de comer lo que tenemos delante sin darnos cuenta.
— Las aceitunas, los pepinillos o los frutos secos son una buena opción.
— El postre es opcional, no obligatorio. Pídelo si realmente te apetece, compártelo o elige versiones más saludables como yogur con fruta o chocolate negro.
— Evita las copas y chupitos después de la comida. No, no son digestivos sino calorías vacías de beneficios y que cien por cien intoxican a tu organismo y ponen a tu hígado a hacer horas extra.

Después de enumerar estas reglas básicas, ya es hora de comprobar qué desafíos presentan cada tipo de restaurante, ciertas comidas y qué trucos inteligentes, y decisiones sabias puedes tomar sin perder el placer de comer. Aquí tienes una guía práctica y realista para lograrlo.

Restaurante tradicional

La trampa de los entrantes, las guarniciones y el pan infinito. La estrategia ganadora: pedir una ensalada, verdura, revueltos con huevo y verduras como entrante o guarnición en vez de pan blanco y frituras. Los platos de cuchara sí, pero con cabeza. Haz siempre un hueco a la legumbre. Un buen potaje o lentejas caseras son una excelente opción, pero mejor evitar los que llevan embutidos grasos en exceso. Carnes y pescados a la plancha o parrilla con guarnición de ensalada, verduras y/o patata asada son otra posibilidad. Cuidado con los postres trampa: siempre hay fruta o yogur natural, aunque el menú no lo diga. ¡Pregunta!

Truco ninja
Si hay pan en la mesa, come primero la ensalada y deja el pan para el final si aún tienes hambre. Evitarás un pico de glucosa innecesario y te sentirás más saciado.

Restaurante con menú del día

El equilibrio entre opciones y tentaciones. Elige bien las combinaciones: si de primero hay ensalada y de segundo legumbres, es un acierto. Evita fritos y salsas ocultas: muchos platos tradicionales pueden estar cargados de aceites refinados o salsas industriales. Si el postre no convence y no hay fruta ni yogur, mejor café o infusión.

Truco ninja
Si el primer plato es arroz o pasta o patata, busca una proteína como segundo para equilibrar con guarnición de verdura, configura tu propio plato equidieta.

Restaurante japonés

Sushi, salsa de soja y el gran problema del azúcar oculto. El japonés es una gran opción, pero tiene trampas. La salsa de soja es una. Muchas versiones comerciales llevan más del 50 % de azúcar, convirtiéndola en una bomba de glucosa. ¿Solución? El ponzu: una alternativa con cítricos y menos azúcar que, además, aporta un sabor fresco y natural. Cuidado con el arroz del *sushi,* lleva vinagre endulzado, lo que eleva la respuesta glucémica.

Truco ninja
Si amas el *sushi,* acompáñalo con ensalada de algas wakame, tartar, edamame o sashimi para equilibrar y disfrutar, como has aprendido en Okinawa.

Restaurante asiático

El wok sí, la tempura no tanto. Mejor platos al wok con verduras y proteínas bajas en grasa. Los fideos o el arroz, mejor integrales. Evita las salsas industriales: agridulce, teriyaki y similares suelen estar llenas de azúcares y aditivos. Y ten cuidado con los entrantes fritos —rollitos, tempura y *dumplings* fritos—.

Truco ninja
Si todo parece frito, pregunta si pueden hacer el plato al vapor, plancha o al wok. En muchos sitios es posible.

Restaurante italiano

El orden de los alimentos sí altera el resultado. Para evitar subidones de glucosa, sigue este orden: primero, ensalada o verduras con quesos frescos. Después, si hay opción, el *carpaccio* es una buena opción. Por último, los carbohidratos, lo mejor para el final: pasta y *pizza*. Evita salsas cremosas y opta por tomate natural, pesto o aceite de oliva.

Truco ninja
Si eliges pasta o *pizza* y no las hay integrales, que vaya bien cargada de verduras y proteínas bajas en grasa como pollo, tofu, marisco o pescado, y que la ensalada o parrillada de verduras siempre te acompañe.

Hamburguesería

Hay opciones mejores de lo que piensas. Elige hamburgueserías de calidad: carne cien por cien o alternativas vegetales caseras. Evita exceso de salsas y pan blanco. Si hay pan integral, mejor. Haz un acompañamiento inteligente: ensalada, gazpacho o patatas asadas en vez de patatas fritas, aros de cebolla o nuggets de pollo. Una patata es un alimento natural, pero después de pasar por litros de aceite recalentado en un restaurante, ya no es tan inocente. Si hay opción de fruta troceada de postre no la dejes de lado, incluso aunque pidas postre dulce, la fruta suma nutrientes epigenéticos.

Truco ninja
Pide la hamburguesa con extra de lechuga y tomate y menos salsas.

Bufet libre

Empieza con ensaladas y proteínas antes de ir a los carbohidratos. Cuidado con las mezclas excesivas: evita combinar demasiados tipos de platos. Respecto a los postres, prioriza las frutas frescas y variadas, disfruta de la dieta por colores en vez de dulces industriales.

Truco ninja
Antes de servirte, da una vuelta al bufet y elige con calma. La primera elección suele ser la más impulsiva, hay montones de posibilidades: entrantes vegetales y segundos cocinados a la plancha o al wok para un equilibrio perfecto junto con carbohidratos complejos como quinoa, patata asada, arroz integral o pan integral.

Bar de tapas

Lo primero de todo, el verde no muerde y siempre hay alguna opción como cogollos con anchoas, pimientos asados, setas si es temporada o alguna ensalada colorida. Elige opciones ricas en proteína: gambas, pulpo, embutidos magros, tortilla, habas, revueltos… Evita fritos y salsas pesadas y cuidado con el pan refinado y el alcohol.

Truco ninja
A la hora de pedir bebida, prueba agua con gas, hielo y limón o cerveza sin alcohol.

En el aeropuerto

Evita los *snacks* ultraprocesados. Busca ensaladas, yogures naturales o frutos secos. Y si puedes, lleva algo desde casa. Bebe agua, infusiones o café en vez de refrescos y bebidas azucaradas.

Truco ninja
Puedes hacer un plato equidieta con un bocadillo integral saludable si eliges una proteína saludable como huevo, pollo, salmón ahumado, jamón serrano, atún, tofu o hummus, una ensalada y una pieza de fruta.

Una paella vs. un simple arroz blanco

La paella es una comida nutricionalmente superior a un arroz blanco. Eso sí, ten en cuenta el tamaño del plato —uno mediano—. La paella tiene un menor pico de glucosa gracias a las verduras, las proteínas y el aceite de oliva. También un mejor perfil nutricional. Los ingredientes como el tomate, el pimiento, las judías verdes, las habas, el ajo y el marisco aportan fibra, proteínas, vitaminas y antioxidantes. Recuerda esta comparación: un plato de arroz blanco es como una autopista sin semáforos: el azúcar en sangre sube rápido y baja igual de rápido. Una paella es como una carretera con rotondas y árboles: la energía se libera de forma estable, sin picos bruscos.

Truco ninja
Si comes paella, acompáñala con ensalada y evita abusar del pan blanco.

El poke

El poke es un plato hawaiano con gran influencia de la gastronomía japonesa que combina pescado crudo marinado con verduras, frutas, algas y un cereal como base. Su popularidad ha crecido porque es versátil, atractivo y fácil de preparar. Sin embargo, no todos los pokes son saludables. Muchas veces incluyen salsas azucaradas, exceso de arroz blanco y *toppings* ultraprocesados que pueden desequilibrar el plato.

Para pedir o preparar un poke nutritivo, es importante seguir estas pautas:

— Elige una base adecuada. Opta por arroz integral, quinoa o legumbres en lugar de arroz blanco refinado.
— Incorpora verduras de hoja verde. Espinacas, rúcula, canónigos, col rizada o lechuga aportan fibra y antioxidantes.
— Añade variedad de hortalizas. Pepino, tomate, cebolla morada, zanahoria o remolacha aportan textura y color.
— No olvides las algas. Wakame, hijiki o nori aumentan el contenido de minerales como yodo, hierro y calcio.
— Elige una proteína de calidad. Pescado crudo marinado como atún o salmón, siempre previamente congelado para evitar anisakis. Para opciones vegetales, el tofu o edamame son alternativas interesantes.
— Añade grasas saludables. Aguacate, semillas de sésamo, frutos secos como nueces o anacardos y un toque de aceite de oliva virgen extra.
— Controla las salsas. Evita las industriales con azúcar y opta por aliños naturales como aceite de oliva virgen extra, zumo de limón, vinagre de manzana o salsa de soja baja en azúcares.
— Cierra con un toque de especias. Pimienta, orégano, albahaca o un poco de chile aportan sabor sin necesidad de salsas pesadas.

Truco ninja
Puedes pedir un extra de proteína vegetal —edamame, tofu— o animal —salmón, pollo, atún— para añadir saciedad y mejorar el contenido proteico del poke.

Comer fuera y cuidar tu salud no solo es posible, es fácil cuando sabes cómo. Con pequeños ajustes, puedes disfrutar sin sacrificar tu bienestar. Y sí, también hay espacio para un capricho de vez en cuando, siempre que sea una elección consciente y no un hábito sin control.

Un incendio no empieza por una vela encendida en medio del océano, pero sí en un bosque seco lleno de hojas. Lo mismo pasa con la alimentación: un día fuera no cambia nada si el resto del tiempo tu patrón es sólido.

¿CÓMO COMO?

21

Sé más listo que el hambre

Imagínate que llevas horas caminando por la montaña. El aire fresco, el esfuerzo constante, el sol que calienta tu piel. De repente, notas el estómago rugir. Es un hambre real, genuina. Sacas tu bocadillo, te sientas en una roca, respiras profundo y te tomas tu tiempo para masticar y disfrutar cada bocado. Ahora imagina otro escenario: estás en la oficina, con la cabeza llena de tareas pendientes, un reloj que parece avanzar más rápido de lo normal y un táper recalentado que engulles sin pensar, sin notar los sabores, mientras revisas correos en el ordenador.

Dos formas de comer. Dos maneras de sentir hambre. La gran pregunta es: ¿realmente sabemos reconocer el hambre?

No toda el hambre es igual. La fisiológica es el hambre real, la auténtica, es esa que aparece de forma gradual, la que no tiene prisa y no discrimina alimentos. Esa sensación de vacío después de una caminata de varias horas por la montaña. Comes tranquilo, sin ansiedad. Te sabe mejor cualquier comida, porque tu cuerpo realmente la necesita.

El hambre emocional es comer para tapar un sentimiento. No viene del estómago, sino de la cabeza. Es urgente, caprichosa y suele pedir azúcares o ultraprocesados. Estás en casa después de un día difícil en el trabajo y sin darte cuenta estás sacando un bote de helado del congelador o una bolsa de patatas fritas No tienes hambre, pero estás buscando consuelo.

Está el hambre sensorial, cuando el antojo manda. No necesitas comer, pero ves o hueles algo irresistible y el deseo aparece. Pasas por una panadería y el olor a cruasanes recién hechos te hace entrar. Hace diez minutos ni siquiera pensabas en comida.

Por último, está el hambre social, que es comer porque todos comen. No estás hambriento, pero te unes al festín porque el entorno te arrastra. Vas a una barbacoa con amigos y aunque ya comiste antes, la sobremesa se alarga y sigues picoteando solo porque la comida está ahí.

Estrategias para no dejarte llevar

Hay varias tácticas para no salir corriendo a la despensa o la nevera antes de comer. La primer es fundamental.

- Escucha a tu cuerpo y pregúntate: ¿es hambre real o emocional? Si tomaras un plato de verduras sin problema, es hambre fisiológica. Si solo quieres chocolate, probablemente sea emocional.
- Cambia la mentalidad de prohibido a elección consciente. Si te apetece un dulce, disfrútalo sin culpa, pero sin convertirlo en un automatismo.
- Encuentra alternativas al hambre emocional. Si comes por estrés, busca otra forma de aliviarlo: salir a caminar o hacer respiraciones profundas como aprendiste con el STOP puede ayudarte.
- Haz que tus comidas sean momentos reales, no automáticos: vuelve al ejemplo de la montaña. Come sin distracciones, sin pantallas, sin prisas. Aunque comas solo, pon un mantel bonito, haz que sea un instante especial.

Las emociones nos impulsan a comer, pero lo que comemos también influye en nuestras emociones. El círculo vicioso del azúcar y los ultraprocesados dan placer inmediato, pero horas después generan un bajón emocional que nos hace buscar más comida rápida. Hay alimentos que generan bienestar natural. Aprovecha estas situaciones para añadir los que sumen a tu salud: frutas, chocolate negro, frutos secos naturales, aguacate, un té matcha, legumbres como cacahuetes o *snacks* de edamame, zanahorias o patatas aliñadas.

Como ves, comer no es solo una necesidad biológica, es también una experiencia emocional. Puedes dejar que el hambre te controle o aprender a interpretarla y tomar decisiones que te hagan sentir bien a largo plazo. Porque sí, se puede disfrutar del placer de comer mientras te nutres. La elección siempre es tuya.

22

EL CICLO INFINITO DE LAS DIETAS

¿Cuántas veces has dicho o escuchado: «Mañana empiezo la dieta»? Es el comienzo de un ciclo que se repite sin cesar: motivación inicial, restricción extrema, desgaste emocional y abandono. La solución no está en las dietas rápidas, sino en construir hábitos alimenticios sostenibles. Pero ¿cómo convertir una buena intención en un estilo de vida duradero? La ciencia, una vez más, tiene algunas respuestas.

Los hábitos son patrones automáticos que el cerebro construye para ahorrar energía. Se desarrollan en tres fases: señal —un desencadenante que activa la acción. Por ejemplo, ver una bolsa de galletas en la mesa—, rutina —la acción en sí; comer las galletas— y recompensa —la sensación placentera que refuerza el hábito: placer instantáneo, aunque luego haya culpa—.

Para cambiar un hábito, no basta con eliminarlo: hay que reemplazar la rutina por una más saludable sin perder la recompensa.

Construye rutinas alimenticias

La clave no es transformar tu dieta de golpe, sino hacer pequeñas modificaciones progresivas. Se ha demostrado que los cambios graduales son más sostenibles a largo plazo.

— Si tomas refresco todos los días, prueba a sustituirlo por agua con gas y rodajas de fruta hasta que puedas eliminarlo por completo.
— Sigue siempre la regla de «hazlo fácil». Si lo que pretendes es tomar más frutas, ten siempre una bandeja con frutas frescas a la vista en la cocina.
— El entorno influye en nuestras decisiones más de lo que pensamos. Si tienes *snacks* ultraprocesados en la despensa, será difícil evitarlos. Cambia tu despensa por opciones saludables para que la elección más fácil sea también la mejor.
— La motivación fluctúa, pero la disciplina se construye. Crear una rutina estable ayuda a que los hábitos se mantengan incluso en días de baja energía. Si esperas a tener ganas para cocinar, comerás cualquier cosa rápida. Planifica tus comidas con antelación y reduce la improvisación.
— El cerebro necesita gratificación para mantener un hábito. Aprende a recompensarte sin sabotear tu progreso. Si has logrado comer saludable toda la semana, en lugar de «premiarte» con comida ultraprocesada, hazlo con algo que disfrutes: una salida con amigos, un masaje, un libro nuevo.
— Enfócate en el «para siempre», no en el hasta que «baje de peso». La alimentación saludable no es una meta temporal, sino un estilo de vida. Por ejemplo, en vez de pensar «voy a hacer dieta hasta perder cinco kilos», piensa «voy a aprender a comer de forma que me haga sentir bien cada día».
— Un hábito sostenible no significa comer perfecto siempre. La flexibilidad es esencial para evitar la frustración y el abandono. Si un día comes algo menos saludable, en lugar

de castigarte, sigue adelante sin culpa. Lo que importa es lo que haces la mayor parte del tiempo, no lo ocasional.

VÍCTOR, DEL EXTREMISMO AL EQUILIBRIO
Víctor, de veinticinco años, era el ejemplo de «entre semana todo verde; el fin de semana, un caos». De lunes a viernes su dieta era impecable: verduras, frutas, sin una pizca de azúcar, sin carbohidratos complejos. Creía que así lograría sus objetivos. Pero llegaba el sábado y todo se descontrolaba: comida rápida, dulces, alcohol. Cada lunes volvía a empezar de cero, sin mejorar ni su composición corporal ni sus análisis de sangre.

Todo cambió cuando implementamos el método del plato durante la semana. Incluimos carbohidratos complejos de calidad, grasas saludables y opciones más realistas. Poco a poco, Víctor dejó de sentir la necesidad de romper la dieta el fin de semana. Su relación con la comida mejoró y con ella su salud física y mental. Este caso nos enseña que la clave no está en la perfección, sino en el equilibrio.

El secreto para una alimentación saludable no está en las dietas milagro ni en la fuerza de voluntad infinita, sino en la creación de hábitos sostenibles que se integren en el día a día.

QUE NADIE TE PARE. ESTABLECE METAS ALCANZABLES

Muchos comienzan su camino hacia una vida más sana con gran entusiasmo, pero se pierden en el intento. ¿Por qué? Porque sus expectativas son irreales, demasiado extremas o están basadas en la comparación con otros. La clave para el éxito no es la perfección ni la rapidez, sino establecer objetivos realistas que puedas sostener. Es aquí donde empieza la verdadera transformación.

Antes de aprender a fijar objetivos adecuados, es importante entender por qué la mayoría de las personas no los alcanzan:

— Un objetivo vago como «quiero estar más saludable» no ofrece un camino claro.
— Pretender perder diez kilos en un mes o hacer ejercicio todos los días de la semana sin descanso genera frustración y abandono. Es una perspertiva irreal.
— Si solo te enfocas en el resultado y odias el camino, será difícil mantenerlo, porque no disfruta del proceso.
— Si buscas cambiar por presión social en lugar de hacerlo por ti, el compromiso será débil.
— No medir los avances hace que pierdas motivación.

El método más efectivo para establecer metas sostenibles es el modelo SMART, que asegura que cada objetivo sea:

— Específico (S). Definir exactamente qué se quiere lograr.
— Medible (M). Poder cuantificar el progreso.
— Alcanzable (A). Ser realista y consciente de las limitaciones personales.
— Relevante (R). Que esté alineado con tu bienestar y motivación personal.
— Temporal (T). Establecer un plazo para evaluar avances.

Te pongo un ejemplo. En lugar de decir «voy a comer mejor», una meta bien formulada sería «voy a incluir verduras en la comida y la cena al menos cinco días a la semana durante el próximo mes».

Para lograr alcanzar tus deseos sin fracasar, existen varias estrategias:

Divide el objetivo en pasos pequeños

No intentes cambiarlo todo de golpe. Divide tu meta en acciones sencillas y progresivas. Si quieres correr una maratón, no empiezas corriendo cuarenta y dos kilómetros el primer día. Comienzas con diez minutos de trote y aumentas gradualmente.

Encuentra un porqué que te mueva

No basta con decir «quiero bajar de peso». Pregúntate qué impacto positivo tendrá en tu vida. «Quiero sentirme con más energía para jugar con mis hijos» o «quiero mejorar mis niveles de salud para evitar enfermedades».

Diseña un entorno que favorezca el éxito

Si tu meta es mejorar tu alimentación, asegúrate de que tu cocina esté llena de opciones saludables y elimina tentaciones innecesarias.

Aprende a adaptarte sin abandonar

Habrá días en los que no puedas cumplir exactamente con tu plan. Lo importante es no caer en la mentalidad de todo o nada. Si un día fallas, simplemente sigue adelante sin castigarte.

Celebra los pequeños logros

Reconocer tu progreso es clave para mantener la motivación. Celebra cada paso alcanzado en el camino.

Mariana, de objetivos imposibles a victorias sostenibles

Mariana, de treinta y cinco años, siempre había querido llevar un estilo de vida saludable, pero cada vez que intentaba hacerlo, se proponía metas extremas: hacer ejercicio dos horas al día, eliminar completamente el azúcar, cocinar todas sus comidas en casa... y en cuestión de semanas, abandonaba.

Cuando trabajamos juntos, reformulamos sus objetivos usando el método SMART. En lugar de hacer ejercicio todos los días, estableció hacerlo tres veces a la semana durante cuarenta y cinco minutos. En vez de no comer más dulces, su meta fue comer postres solo los fines de semana en porciones moderadas. El resultado fue una transformación real. Mariana logró mantener sus hábitos saludables, dejó de verlos como una carga y empezó a disfrutarlos.

El éxito no se mide en velocidad, sino en constancia.
No se trata de llegar rápido, sino de llegar lejos.

¿CUÁNDO COMO?

23

La crononutrición. Respeta tu reloj biológico

La Tierra tiene lo suficiente para satisfacer
las necesidades de todos, pero no la avaricia de algunos.

Mahatma Gandhi

La crononutrición es el arte de sincronizar la alimentación con los ritmos internos del cuerpo para vivir con energía y equilibrio. No solo se trata de qué comemos, sino de cuándo lo hacemos. El organismo funciona con un ritmo circadiano interno que regula funciones esenciales como el metabolismo, la digestión y la producción hormonal. Comer en sincronía con este reloj biológico puede ser clave para mejorar la salud y prevenir enfermedades.

Pero ¿qué sucede cuando alteramos estos ritmos? ¿Comer tarde realmente influye en el peso o en el riesgo de enfermedades? Este capítulo explorará cómo el momento de la ingesta afecta nuestra salud metabólica y cardiovascular, desmontando mitos y revelando lo que la ciencia nos dice al respecto. Ahora que sabemos qué y cómo comer, vamos con el cuándo.

La danza entre comida y metabolismo

El cuerpo no procesa los alimentos de la misma manera a lo largo del día. La crononutrición nos enseña que el metabolismo es más eficiente en ciertas horas y que una alimentación desincronizada puede alterar la regulación de la glucosa, los lípidos y el control del peso.

Se ha observado que consumir la mayor parte de las calorías en la primera mitad del día favorece la pérdida de peso y mejora parámetros metabólicos, como la resistencia a la insulina, en comparación con ingerir la misma cantidad de calorías en la noche. Esto se debe a que por la mañana el organismo está más preparado para gestionar la energía de los alimentos, mientras que por la noche se ralentiza, favoreciendo el almacenamiento de grasa y alterando el equilibrio hormonal.

Recuerdo a mi abuela diciéndome siempre «desayuna como un rey, come como un príncipe y cena como un mendigo». Mientras, mi abuelo me preparaba un superdesayuno, mi favorito: huevos fritos con pan de la panadería del pueblo y el zumo de naranja natural bien cargado de azúcares, eso sí, con toda su pulpa. Lo que no sabía en ese momento era que mi querida abuela tenía más de científica de lo que creía.

Pero más allá de su rima pegadiza, la idea de empezar la mañana con un desayuno fuerte, seguir con una comida equilibrada y cerrar con una cena ligera se alinea bastante bien con el funcionamiento del metabolismo a lo largo del día. En las zonas azules las cenas suelen ser tempranas y ligeras. En Okinawa, los habitantes cenan habitualmente antes de las ocho. En Cerdeña, es lo normal terminar la última comida del día antes de las nueve. Estas poblaciones ya hemos visto que no solo tienen menores tasas de enfermedades metabólicas y cardiovasculares, también mantienen un equilibrio metabólico que les permite una mayor longevidad.

¿Cuáles son, por tanto, los beneficios de un desayuno equilibrado? Mejorar la salud cardiovascular y la sensibilidad a la insulina, evitando que la diabetes llame a tu puerta, reducir el riesgo de obesidad y disminuir los niveles de triglicéridos y colesterol LDL —el colesterol malo—. ¿Y los peligros de las cenas copiosas? Un aumento de la glucosa e insulina en sangre, una mayor acumulación de grasa y alteraciones en el sueño y en la presión arterial.

Hay otro refrán conocido: «De grandes cenas están las sepulturas llenas». Aunque nadie sabe exactamente quién lo dijo la primera vez, lo cierto es que este consejo ha pasado de generación en generación, advirtiendo sobre los riesgos de los festines nocturnos. Más que una simple frase, es un recordatorio de que el exceso en la mesa, sobre todo cuando cae la noche, puede traer más pesadez que placer y a largo plazo cobrar factura en la salud.

Más de uno habrá escuchado como yo la advertencia familiar de no cenar más que te vas a poner malo. De nuevo, parece respaldar lo que la crononutrición está revelando: las cenas copiosas y tardías pueden estar directamente relacionadas con un mayor riesgo cardiovascular. Un estudio analizó a más de cien mil personas y encontró que cenar después de las nueve de la noche aumentaba el riesgo de enfermedades cerebrovasculares en un 28 %. Este riesgo era especialmente alto en mujeres.

La huella de los horarios irregulares

Según la American Heart Association (AHA), distribuir la ingesta calórica de manera equitativa durante el día puede mejorar la salud cardiovascular y reducir los factores de riesgo metabólicos. Se ha determinado que consumir alimentos a horas irregulares o concentrar la ingesta en la noche puede desincronizar los ritmos circadianos, provocando un peor control del azúcar en sangre y un aumento en la probabilidad de padecer obesidad y alteraciones en colesterol y triglicéridos. De hecho, quienes tienden a consumir más calorías en las primeras horas del día, sobre todo durante el desayuno, suelen presentar una mejor salud cardiovascular y metabólica.

Los estudios indican que el metabolismo es más eficiente en la primera mitad del día, cuando la sensibilidad a la insulina, es mayor. En cambio, las comidas tardías alteran la regulación del metabolismo y aumentar el riesgo de obesidad, diabetes tipo 2 y enfermedades cardiovasculares. Comer antes de las tres de la tarde permite que el cuerpo procese mejor los nutrientes y reduzca la acumulación de grasa innecesaria. Además, mantener un horario temprano para la alimentación está relacionado con un mejor control del apetito y una mayor producción de leptina, lo que ayuda a evitar el picoteo nocturno y el consumo de calorías en exceso.

Manuel, un joven atrapado en el *jet lag* alimenticio

Manuel, un adolescente de dieciséis años, comenzó a experimentar desajustes en su rutina alimentaria debido a su afición por los videojuegos. Pasaba largas horas de la noche jugando en línea, lo que provocaba que su cena se retrasara hasta bien entrada la madrugada.

Su primera comida del día, en fin de semana y vacaciones, no ocurría hasta las tres de la tarde, ya que antes no tenía hambre. Entre semana, en el colegio, solía hacer una primera ingesta a media mañana, pero de manera inadecuada, pues lo habitual eran palmeras de chocolate o bocadillos de pan blanco con embutido. En casa comía de forma saludable, pero su comida principal era la cena, que tenía lugar sobre las diez y media para poder cenar toda la familia junta.

Con el tiempo, Manuel comenzó a notar fatiga constante, dificultad para concentrarse en el colegio y episodios de somnolencia diurna.

Tras acudir a una revisión médica, se evidenciaron alteraciones en su metabolismo. Sus análisis mostraron niveles elevados de colesterol LDL y triglicéridos, además de una resistencia a la insulina que indicaba un estado prediabético. Una ecografía reveló la presencia de hígado graso leve, algo inusual en una persona tan joven. También presentó un incremento en la grasa abdominal. La combinación de horarios irregulares de comida, la falta de sueño reparador y una alimentación desequilibrada generaron en Manuel un cuadro preocupante para su edad.

Desde la perspectiva de la crononutrición, este desajuste en la ingesta alimentaria no solo afectó su metabolismo, también perturbó su reloj biológico interno, influyendo negativamente en su regulación hormonal y en la eficiencia de la absorción de nutrientes. Este caso ilustra cómo el *jet lag* alimenticio puede tener repercusiones metabólicas serias, incluso en jóvenes, afectando su bienestar a corto y largo plazo.

La epigenética nos ha enseñado que los hábitos, incluida la alimentación, pueden modificar la expresión de los genes. La crononutrición desempeña un papel clave en este proceso, ya que el horario de las comidas puede influir en la regulación de genes relacionados con el metabolismo, la inflamación y la longevidad. Por ejemplo, se ha observado que los ritmos circadianos afectan la actividad de genes involucrados en el control de la glucosa y los lípidos. Comer de forma desincronizada con el reloj biológico puede alterar estas funciones y aumentar el riesgo de enfermedades metabólicas. Ajustar la alimentación a los ritmos naturales del cuerpo puede favorecer una mejor salud celular y reducir la inflamación crónica.

La crononutrición enfatiza en la importancia de alinear la alimentación con los ritmos biológicos, pero también reconoce la variabilidad individual. No todas las personas sienten hambre al despertar, y esto puede deberse a distintos factores como el cronotipo, el hábito alimenticio o la hora de la cena del día anterior.

Desde la perspectiva científica, lo ideal es realizar la primera comida dentro de las primeras horas de la mañana para optimizar la regulación de la glucosa y la producción hormonal. Sin embargo, si no tienes hambre al despertar, no es recomendable forzarte a desayunar. En su lugar, puedes empezar con una buena hidratación —agua o infusión— y esperar hasta que el cuerpo indique señales de hambre.

Algunas estrategias útiles incluyen adelantar ligeramente la cena la noche anterior, asegurarse de que esta sea más ligera y evitar comidas muy pesadas o tardías que influyan en la regulación del apetito matutino.

Para comprender cómo aplicar estos principios en la vida cotidiana, aquí tienes un ejemplo de distribución horaria óptima basada en la crononutrición, con un planteamiento de cuatro comidas.

De 7:00 a 8:00 a. m.	Desayuno
De 10:30 a 11:00 a. m.	*Snack* ligero
De 13:30 a 14:00 p. m.	Comida principal
De 19:30 a 20:30 p. m.	Cena

Como ves, pequeños cambios en los horarios de las comidas pueden generar grandes beneficios. Porque al final, el mejor plan nutricional es aquel que no solo cuida lo que entra en tu plato, sino también cuándo lo haces. Dicho esto, recuerda: sigue la crononutrición. No tiene sentido empezar el día con un cruasán esperando que el reloj biológico haga magia y lo convierta en una mandarina.

Nutre tu mañana, equilibra tu tarde y aligera tu noche. Porque no solo importa lo que comes, sino cuándo lo comes.

Ayunos y desayunos

El ayuno ha sido parte de la historia de la humanidad tanto por necesidad como por elección, y en la actualidad, la ciencia ha comenzado a descifrar sus efectos en la salud. La relación entre ayunar y desayunar es clave en el contexto de la crononutrición, ya que el momento en que rompemos el ayuno nocturno puede influir significativamente en la salud metabólica, el control del peso y la prevención de enfermedades.

El patrón de comidas es una de las grandes preguntas en nutrición: ¿es mejor comer tres, cuatro, cinco o incluso seis veces al día? A lo largo del tiempo, se ha promovido la idea de que hacer más comidas mejora el metabolismo y ayuda a controlar el peso. Sin embargo, la evidencia científica muestra que lo más importante no es la cantidad, sino la calidad de los alimentos que consumimos y su impacto en nuestra regulación metabólica.

La realidad es que tanto comer en pocas comidas como hacerlo en varias puede ser beneficioso dependiendo del contexto individual. Algunas personas encuentran más fácil controlar el hambre con un patrón de dos o tres comidas al día, mientras que otras prefieren distribuir su ingesta en más para evitar picos de glucosa y mantener la saciedad. Lo clave es priorizar la calidad de la dieta sobre la frecuencia.

El ayuno intermitente

El ayuno intermitente es un patrón alimenticio que alterna períodos de ingesta de alimentos con períodos de ayuno, y se ha estudiado por sus efectos en la salud metabólica y la regulación del peso. Existen varias modalidades, como el ayuno 16/8 —dieciséis horas de ayuno y ocho horas de alimentación—, el 5:2 —cinco días de alimentación normal y dos días de restricción calórica— y el ayuno en días alternos. Su principal beneficio radica en la reducción de la ingesta calórica total, lo que puede facilitar un déficit energético y la mejora de la sensibilidad a la insulina. Sin embargo, el ayuno intermitente no es para todos. En ciertos individuos puede provocar alteraciones hormonales, aumento de cortisol y pérdida de masa muscular si no se implementa correctamente. Además, se ha observado que algunas personas pueden desarrollar una relación poco saludable con la comida, ya que puede derivar en conductas restrictivas que aumentan el riesgo de trastornos de la conducta alimentaria (TCA), como atracones posteriores o episodios de ansiedad por la comida. También es importante mencionar que, si no se realiza de manera controlada, puede llevar a deficiencias nutricionales, afectando la salud a largo plazo.

El ayuno intermitente ha ganado popularidad como estrategia para la pérdida de peso y la mejora de la salud metabólica, pero la ciencia aún lo estudia como un modelo de alimentación más y no como una solución universal. A pesar de sus beneficios, su efectividad varía según la persona y el contexto. Se ha demostrado que puede reducir la inflamación y favorecer la autofagia, un proceso celular de limpieza y regeneración que se asocia con la longevidad y la prevención de enfermedades neurodegenerativas y cardiovasculares. Sin embargo, en ciertos individuos provoca alteraciones hormonales, aumenta el cortisol y se pierde masa muscular si no se implementa correctamente.

Ayuno y microbiota, una relación clave

Mantener un equilibrio en la microbiota es fundamental para la salud, pero diversos factores como una mala alimentación, el estrés y el uso excesivo de antibióticos pueden alterar su composición, generando un estado conocido como disbiosis intestinal. Esta se produce cuando hay un desequilibrio entre las bacterias beneficiosas y las potencialmente dañinas en el intestino. Este desequilibrio provoca problemas como hinchazón, estreñimiento o diarrea, pero también está relacionado con enfermedades metabólicas, inflamación crónica e incluso alteraciones en la regulación del apetito.

El ayuno nocturno prolongado fomenta una mayor diversidad bacteriana, lo que se traduce en un ecosistema intestinal más estable y saludable. Este proceso también permite que el intestino realice una limpieza natural, eliminando bacterias dañinas y promoviendo un ambiente propicio para el crecimiento de microorganismos beneficiosos. Sin embargo, una restricción calórica extrema o una alimentación inadecuada durante el período de ingesta puede afectar de forma negativa este equilibrio, reduciendo la diversidad microbiana y favoreciendo la inflamación intestinal.

Restricción calórica, epigenética y longevidad

Uno de los efectos más analizados del ayuno y la restricción calórica es su impacto en la longevidad. Diversas investigaciones han demostrado que reducir la ingesta calórica sin generar deficiencias nutricionales puede prolongar la esperanza de vida y mejorar la calidad de la misma. Esto se debe a que la restricción calórica influye en la epigenética, modulando la expresión de genes relacionados con la reparación celular, el metabolismo energético y la resistencia al estrés oxidativo. Además, se ha observado que la restricción calórica puede reducir los marcadores de inflamación crónica y mejorar la salud cardiovascular, factores determinantes en la prevención de enfermedades crónicas. No obstante, lo importante no es solo reducir calorías de forma drástica, sino mantener una alimentación equilibrada, rica en nutrientes esenciales y en sincronía con los ritmos circadianos.

Fomentando el ayuno nocturno para una mejor salud

El ayuno nocturno prolongado, es decir, dejar un período sin ingesta de alimentos de al menos doce horas entre la cena y el desayuno ayuda a mejorar la regulación del azúcar en sangre, optimizar la función mitocondrial y reducir la inflamación.

En España, es común la práctica de la merienda-cena, una comida vespertina que combina elementos de la merienda y la cena. Como hemos dicho, cenar temprano y de manera ligera puede mejorar la salud metabólica y reducir el riesgo de enfermedades cardiovasculares. Se ha observado que consumir la mayoría de las calorías antes de la noche está relacionado con una mejor regulación de la glucosa y una menor prevalencia de obesidad. Este principio lo vio reflejado Milagros, una paciente que se convirtió en amiga con el paso de los años.

Milagros y la costumbre de no cenar

Antes de la pandemia, Milagros y su esposo no solían cenar o comían cualquier cosa ligera y rápida, argumentando que ya eran mayores y no necesitaban una cena formal. Sin embargo, le insistí en que no debían cenar como viejecitos, sino como jóvenes enamorados.

Les recomendé que prepararan una cena temprana, pero nutritiva, incluyendo ensaladas frescas, cremas de verduras y proteínas de calidad. No solo hicieron este cambio, sino que, además, transformaron la cena en un momento especial, poniendo la mesa y disfrutando juntos de la comida. El resultado fue sorprendente: con el tiempo, Milagros mejoró su composición corporal, reduciendo grasa abdominal y ganando más vitalidad en su día a día. Pequeños cambios como este, basados en la evidencia científica, pueden generar grandes impactos en la salud y la calidad de vida.

Conclusión: la clave de una vida larga y plena no radica en la abundancia, sino en la mesura: en comer lo suficiente para nutrir el cuerpo sin sobrecargarlo, en dar espacio al metabolismo para reparar y regenerar. En una sociedad que glorifica el exceso, la verdadera sabiduría podría estar en la moderación.

24

Doce meses, doce recetas. El sabor de las estaciones

Cada estación nos ofrece alimentos que parecen haber sido diseñados por la naturaleza para cubrir nuestras necesidades en el momento justo. Comer de temporada no solo es una cuestión de sabor y frescura, también de salud y equilibrio con el entorno. Los alimentos que crecen en cada época del año están programados para proporcionarnos los nutrientes esenciales que el cuerpo necesita según las condiciones climáticas. Pero hay algo aún más fascinante: ciertos alimentos pueden activar los genes buenos, aquellos que favorecen la longevidad, la salud metabólica y la protección frente a enfermedades. La epigenética nos muestra que no somos esclavos de nuestra genética, sino que a través de la alimentación podemos enviar señales para potenciar lo mejor de nuestro ADN.

En invierno, las frutas ricas en vitamina C como las naranjas, las mandarinas y los kiwis refuerzan nuestro sistema inmunológico para protegernos del frío y los resfriados. En primavera, los vegetales verdes y frescos ayudan a depurar el organismo tras los meses de comida más densa. El verano nos regala frutas hidratantes como la sandía y el melón, esenciales para mantenernos frescos y reponer minerales en los días calurosos. Y en otoño, las raíces y los tubérculos aportan energía sostenida y refuerzan nuestras defensas de cara al invierno. Además, ingredientes como el brócoli, las bayas, la cúrcuma, el cacao puro y los frutos secos han demostrado su capacidad para modular la expresión genética y favorecer la reparación celular.

Consumir productos locales y de temporada beneficia nuestra salud y, además, también al planeta. Reducimos la huella de carbono al evitar transportes largos, apoyamos a los productores locales y disfrutamos de alimentos en su mejor punto de maduración y sabor.

A lo largo de este capítulo exploraremos doce recetas fáciles diseñadas para despertar lo mejor de nuestros genes, aprovechando los ingredientes que la naturaleza nos ofrece en su momento óptimo. Cada una reflejará los beneficios de una alimentación alineada con el ciclo de las estaciones y el poder de la epigenética, ayudándonos a nutrirnos de manera inteligente y consciente. Las podrás incluir en tu método del plato. Están pensadas para dos personas.

Enero
Ramen con brócoli y fideos de garbanzo

Es el abrazo que tu cuerpo necesita al llegar a casa después de disfrutar de un paseo invernal.

Ingredientes

1 brócoli mediano
1 puerro
1 zanahoria
1 nabo
1 tallo de apio
1 cebolleta fresca
1 huevo cocido
Fideos de garbanzo (o garbanzos cocidos)

Para el caldo de huesos
1 hueso de rodilla

1 hueso de caña
1 hueso de jamón
1 carcasa de pollo

Elaboración

Corta el brócoli en ramilletes y cuécelo al vapor hasta que esté tierno pero firme. Corta la cebolleta en trocitos. Hierve el resto de ingredientes en una olla exprés y cuando empiece a espumar, retira la primera capa con una espumadera. Cierra la olla y cocina durante treinta minutos. Añade un puñado de fideos de garbanzo o garbanzos cocidos y cocina cuatro o cinco minutos más. Agrega el brócoli *al dente*, la cebolleta y el huevo partido a la mitad y a disfrutar de este manjar.

Si quieres una alternativa vegetariana, usa un caldo de verduras y sustituye el huevo por dados de tofu.

FEBRERO
Ensalada comida de oso

Inspirada en la tradicional comida de oso canadiense, esta ensalada combina ingredientes que los osos consumirían en la naturaleza antes de hibernar: hojas verdes, frutos rojos, frutos secos y proteínas de calidad. Es un plato vibrante, saludable y epigenético que nutre el cuerpo con antioxidantes, grasas saludables y proteínas de alta calidad. Tienes dos opciones de proteína, con tofu marinado o salmón.

Ingredientes

150 g de espinacas frescas
50 g de queso fresco (o tofu extra, si prefieres una versión vegana)
30 g de nueces troceadas
Zumo de ½ limón o vinagre de manzana
1 cucharada de semillas de chía o lino molido
Germinados de rábano (opcional)
Frutos rojos (arándanos y fresas)
Aceite de oliva virgen extra
Sal y pimienta

Para la opción con tofu marinado
100 g de tofu marinado y dorado

Para la opción con salmón
100 g de salmón ahumado o a la plancha en tiras

Para marinar el tofu
1 diente de ajo picado
2 cucharadas de salsa de soja o tamari
1 cucharada de aceite de oliva virgen extra
1 cucharadita de mostaza de Dijon
½ cucharadita de cúrcuma (opcional)

Elaboración

Si usas tofu, mezcla los ingredientes de la marinada y deja el tofu en ella al menos treinta minutos —mejor si es una hora—. Una vez pasado el tiempo, dóralo en una sartén con un poco de aceite de oliva virgen extra hasta que esté ligeramente crujiente por fuera.

Lava y escurre bien las espinacas. Corta el queso fresco en cubos y las fresas en láminas. En un bol grande, mezcla las espinacas con un puñado de frutos rojos, las nueces y unos germinados si quieres para dar a la ensalada un toque fresco y crujiente. Añade el salmón o el tofu marinado, según la opción elegida. Espolvorea las semillas de chía o lino por encima. Aliña con aceite de oliva, el zumo de limón o vinagre de manzana, sal y pimienta al gusto. Mezcla bien y sirve inmediatamente.

Marzo
Gazpacho de fresas: refrescante y saludable

Comenzar el inicio de la primavera con este gazpacho de fresas es un manjar y una bomba nutricional. Las fresas aportan antioxidantes y polifenoles, ayudando a proteger el ADN y reducir la inflamación, mientras que el aceite de oliva virgen extra potencia la absorción de sus compuestos bioactivos.

Ingredientes

200 g de fresas maduras
100 ml de agua fría (ajustar según la textura deseada)
3 tomates maduros
1 diente de ajo (opcional)
½ pimiento rojo
½ pepino
3 cucharadas de aceite de oliva virgen extra
1 cucharada de vinagre de manzana o de Jerez
Sal y pimienta

Elaboración

Lava bien las fresas y retira el rabito. Pela el pepino y corta el pimiento en trozos y también pela el ajo si decides añadirlo.

Coloca en una batidora las fresas, los tomates pelados, el pimiento, el pepino y el ajo, y tritura hasta obtener una textura homogénea. Incorpora el aceite de oliva, el vinagre, sal y pimienta al gusto. Bate de nuevo hasta emulsionar bien y añade el agua fría poco a poco hasta lograr la consistencia que desees. Si prefieres una textura más fina, puedes colar el gazpacho antes de servir.

Reserva en la nevera al menos una hora antes de consumir. Sirve bien frío con un chorrito de aceite de oliva por encima y, si quieres, unos trocitos de fresas o pepino como *topping*.

ABRIL
Ensalada de endibia, naranja y pollo

La naturaleza se despierta con la llegada de la primavera y las ensaladas de endibias son ligeras y perfectas para la digestión de las grasas porque estimulan la producción de bilis. Esta ensalada es una de mis favoritas, combina endibias crujientes, naranjas frescas y pollo para crear un plato refrescante, equilibrado y lleno de compuestos bioactivos. La naranja aporta vitamina C y flavonoides, claves para la protección celular y la regeneración del colágeno, mientras que el pollo es una fuente de proteínas de alta calidad esenciales para la función muscular y metabólica.

Ingredientes

1 pechuga de pollo
2 endibias
1 naranja
Zumo de ½ limón
Nueces troceadas
2 cucharadas de aceite de oliva virgen extra
1 cucharada de semillas de sésamo o lino molido
1 cucharadita de mostaza de Dijon
Sal y pimienta

Elaboración

Cocina la pechuga de pollo a la plancha con un poco de aceite de oliva, sal y pimienta al gusto. Déjala enfriar y córtala en tiras o dados.

Lava las endibias y separa las hojas. Pela la naranja y córtala en gajos o rodajas finas.

En un bol pequeño, mezcla el aceite de oliva, el zumo de limón y la mostaza de Dijon. Bate bien hasta emulsionar.

En un plato grande, coloca las hojas de endibia como base. Distribuye encima el pollo, los gajos de naranja y un puñado de nueces troceadas. Espolvorea con las semillas de sésamo o lino molido y aliña con la mezcla de mostaza y aceite. Deja reposar un par de minutos para que los sabores se integren y disfruta de esta ensalada fresca y saludable.

Mayo
Gazpacho de cerezas con brotes de alfalfa y queso de cabra

El mes de las flores es también el mes de las cerezas, pequeñas joyas cargadas de antioxidantes que protegen el ADN y la piel del sol, justo cuando empezamos a exponernos más a la luz natural. Sus antocianinas y vitamina C ayudan a reducir el estrés oxidativo y favorecen la regeneración celular. En esta receta, las combinamos con tomate, pepino y pimiento rojo para crear un gazpacho primaveral, ligero y lleno de sabor. Como toque especial, añadimos brotes de alfalfa, ricos en enzimas digestivas, y queso de cabra, que aporta cremosidad y equilibrio al plato.

Ingredientes

200 g de cerezas maduras
2 tomates maduros
50 ml de agua fría (ajustar según la textura deseada)
½ diente de ajo (opcional)
¼ de pimiento rojo
¼ de pepino
1 cucharada de aceite de oliva virgen extra
½ cucharada de vinagre de Jerez o de manzana
Sal y pimienta

Para decorar
15 g de queso de cabra desmenuzado
Brotes de alfalfa
Aceite de oliva virgen extra

Elaboración

Lava bien las cerezas y deshuésalas. Pela los tomates y el pepino y corta el pimiento en trozos. Pela el ajo si decides usarlo.

En una batidora, mezcla las cerezas, los tomates, el pimiento, el pepino y el ajo. Tritura hasta obtener una textura homogénea. Incorpora el aceite de oliva, el vinagre, sal y pimienta al gusto. Bate nuevamente hasta emulsionar. Añade agua fría poco a poco hasta conseguir la consistencia que deseas. Si prefieres una textura más fina, puedes colarlo antes de servir.

Reserva en la nevera durante al menos treinta minutos. Sirve bien frío, decorando con el queso de cabra desmenuzado, un puñado de brotes de alfalfa y un chorrito extra de aceite de oliva.

Junio

Pisto manchego con huevo y garbanzos

El pisto es una receta tradicional de la dieta mediterránea que además de ser deliciosa, tiene un impacto positivo en la salud intestinal. Su combinación de verduras frescas, tomate, garbanzos y huevo no solo aporta una gran variedad de nutrientes esenciales, sino que también favorece el equilibrio de la microbiota gracias a su alto contenido en fibra, antioxidantes y grasas saludables. Incluir más platos basados en verduras ricas en fibra y legumbres es clave para alimentar las bacterias beneficiosas del intestino, promoviendo una digestión óptima y un metabolismo más eficiente. Con esta versión epigenética del pisto damos un paso más allá, añadiendo proteínas completas y nutrientes esenciales para la salud intestinal.

Ingredientes

150 g de garbanzos cocidos
2 tomates maduros rallados
2 huevos camperos
1 berenjena pequeña
1 calabacín mediano
1 pimiento rojo
1 pimiento verde
1 diente de ajo
½ cebolla roja
1 cucharadita de comino en polvo
Aceite de oliva virgen extra
Sal y pimienta

Elaboración

Lava y corta la berenjena y el calabacín en cubos pequeños, trocea los pimientos en tiras o cubos y pica finamente la cebolla y el ajo.

En una sartén grande, calienta aceite de oliva y sofríe la cebolla y el ajo hasta que estén tiernos. Agrega los pimientos y cocina durante unos minutos hasta que se ablanden. Incorpora la berenjena, el calabacín y los garbanzos, removiendo bien para integrarlos en el sofrito. Cocina a fuego medio durante unos diez minutos. Añade los tomates rallados y sazona con el comino, sal y pimienta al gusto. Cocina a fuego lento durante quince o veinte minutos hasta que las verduras estén tiernas y el tomate haya reducido.

Haz dos huecos en la sartén y casca un huevo en cada uno. Tapa la sartén y deja que se cocinen con el calor del pisto hasta que la clara esté firme y la yema cremosa.

Sirve caliente, asegurándote de que cada porción tenga un huevo entero. Puedes acompañarlo con pan integral o comerlo tal cual.

Julio
Poke de mango y salmón

Cuando el sol y el calor aprietan, un poke es una opción perfecta para un día de piscina o de playa: saciante, lleno de colores que esconden compuestos bioactivos y que nutre tu piel desde dentro.

Ingredientes

100 g de salmón marinado
½ mango maduro
½ aguacate
1 taza de arroz integral o quinoa
1 cucharada de semillas de sésamo
1 cucharadita de aceite de sésamo
Salsa de soja o tamari sin azúcar
Cebollino fresco

Elaboración

Cocina el arroz integral o la quinoa y deja enfriar. Corta el mango, el aguacate y el salmón en cubos. Mezcla todo en un bol y adereza con aceite de sésamo y salsa tamari. Añade las semillas de sésamo y el cebollino picado.

Si prefieres una opción *veggie*, sustituye el salmón por tofu marinado en tamari y jengibre.

Agosto

Milhojas de sandía con queso fresco y menta

Ideal para los días más calurosos del año. Un snack saludable, rápido y ligero.

Ingredientes

100 g de queso fresco ecológico
2 rodajas de sandía
Hojas de menta fresca
1 cucharadita de aceite de oliva virgen extra

Elaboración

Corta la sandía en rodajas gruesas. Alterna capas de sandía y queso, y decora con unas hojas de menta fresca y un chorrito de aceite de oliva virgen extra.

Para una versión *veggie*, usa queso de almendras o anacardos.

Septiembre

Hummus de remolacha

Acabar el verano comiendo legumbres con una receta fresca, creativa y saludable. A las propiedades de los garbanzos hay que sumarle las de la betaína de la remolacha, que favorece la función del hígado y la prevención cardiovascular.

Ingredientes

200 g de garbanzos cocidos
1 remolacha cocida
1 diente de ajo
Zumo de ½ limón
1 cucharada de tahini
1 cucharada de aceite de oliva virgen extra
Sal y comino en polvo

Elaboración

Tritura todos los ingredientes hasta obtener una crema suave. Ajusta la sal y el comino al gusto, y listo para llevar a la mesa.

Octubre

Crema de calabaza y zanahoria con cúrcuma, jengibre y pipas de calabaza

La calabaza y la zanahoria son dos grandes aliadas para la salud intestinal y metabólica, gracias a su alto contenido en fibra y betacarotenos, esenciales para la regeneración celular y la modulación de la inflamación. Al combinarlas con cúrcuma y jengibre, potenciamos sus efectos beneficiosos, pues estos ingredientes tienen propiedades antiinflamatorias y antioxidantes que pueden influir en la expresión de genes protectores. Como toque final, añadimos pipas de calabaza, ricas en zinc y ácidos grasos esenciales, que benefician la microbiota y la función inmune.

Esta crema nutre y es una aliada perfecta de la salud intestinal gracias a su capacidad para modular la microbiota y favorecer un equilibrio metabólico óptimo.

Ingredientes

400 g de calabaza
500 ml de caldo de verduras o agua
2 zanahorias medianas
1 diente de ajo
½ cebolla
2 cucharadas de aceite de oliva virgen extra
2 cucharadas de pipas de calabaza tostadas
1 cucharadita de jengibre rallado o en polvo
1 cucharadita de cúrcuma en polvo
Sal y pimienta

Elaboración

Pela y corta la calabaza en cubos y las zanahorias en trozos medianos. Pica la cebolla y el ajo.

En una olla, calienta el aceite de oliva y sofríe la cebolla y el ajo hasta que estén dorados. Añade la cúrcuma y el jengibre, removiendo para liberar sus aromas y propiedades. Incorpora la calabaza y la zanahoria, mezcla bien con el sofrito y cubre con el caldo de verduras o agua. Cocina a fuego medio durante veinte o veinticinco minutos o hasta que las verduras estén tiernas.

Retira del fuego y tritura con una batidora de mano hasta obtener una crema homogénea. Ajusta la textura añadiendo más caldo si es necesario y pon a punto de sal y pimienta.

Sirve en cuencos y decora con pipas de calabaza tostadas por encima. Añade un chorrito de aceite de oliva para potenciar la absorción de los betacarotenos.

Noviembre
Setas con huevo ecológico

El bosque se viste de colores y es el momento de las setas, que están en plena temporada, ofreciendo una explosión de sabores y nutrientes epigenéticos. Es hora de darle a tu cuerpo nutrientes que refuercen el sistema inmunitario, favoreciendo la salud intestinal, la expresión de genes buenos relacionados con la inflamación, la regeneración celular y el metabolismo.

Ingredientes

400 g de setas variadas
2 huevos ecológicos
1 diente de ajo
1 cucharada de aceite de oliva virgen extra
Sal y pimienta

Elaboración

Saltea las setas con diente de ajo y el aceite de oliva. Sazona con sal y pimienta. Aparte, cocina los huevos ecológicos a la plancha o escalfados, y sirve todo junto.

Diciembre
Pad thai *con calabacín*

Este pad thai ofrece una combinación equilibrada de proteínas de alta calidad, grasas saludables y carbohidratos de absorción lenta. El cacahuete y el pistacho aportan ácidos grasos esenciales y polifenoles, mientras que el huevo ecológico añade colina y el calabacín contribuye con fibra y antioxidantes. Un buen amigo me recomendó que probara el mejor street-food de Bangkok y desde entonces es uno de mis platos estrella.

Ingredientes

100 g de tallarines de arroz integral
100 g de pollo ecológico o pollo vegetal
1 huevo ecológico
1 diente de ajo picado
½ calabacín en tiras finas
½ chile rojo (opcional)
Zumo de 1 lima o limón
1 cucharada de cacahuetes crudos
1 cucharada de pistachos crudos
1 cucharada de cebollino picado
1 cucharada de cilantro fresco
1 cucharadita de polvo de cacahuete desgrasado
1 cucharada de aceite de oliva virgen extra
Sal y pimienta

Elaboración

Cocina los tallarines de arroz integral según las instrucciones del paquete y reserva.

En una sartén grande, saltea el ajo picado con el aceite de oliva. Añade el pollo ecológico —o vegetal— en tiras y cocínalo hasta dorarlo. Incorpora el calabacín en tiras, el chile rojo y saltea unos minutos. Añade los tallarines cocidos y mezcla bien.

En un lado de la sartén, bate el huevo ecológico y cocínalo revuelto antes de integrarlo con el resto de los Ingredientes. Agrega el polvo de cacahuete desgrasado, el zumo de lima o limón y remueve bien.

Sirve con cebollino, cilantro fresco, cacahuetes y pistachos picados por encima.

25

Más que una elección personal, una necesidad global. La crisis climática

La historia de la humanidad ha estado siempre ligada a la comida. Lo que comemos ha definido nuestra salud, la cultura y la relación con el planeta. Sin embargo, en los últimos tiempos hemos roto el equilibrio con la naturaleza, convirtiendo el sistema alimentario en una de las mayores amenazas para la vida en la Tierra. Pero si la alimentación ha sido parte del problema, también puede ser la clave de la solución. Alimentando el cambio, alimentamos el futuro. Alimentar el cambio significa tomar conciencia de que cada bocado que elegimos impacta no solo en nuestra salud, sino también en el planeta que dejaremos a las generaciones futuras. Lograr una dieta saludable y un sistema de producción que alimente de forma sostenible a diez mil millones de bocas en 2050 requiere una transición alimentaria urgente.

Desde la era preindustrial hasta hoy la temperatura ha aumentado aproximadamente 1,75 °C, alcanzando niveles sin precedentes en la historia moderna. En la actualidad, la temperatura media del planeta se encuentra en torno a 14,9 °C, reflejando el impacto del cambio climático en curso. El Acuerdo de París, adoptado en 2015, estableció como meta mantener el calentamiento global por debajo de 2 °C y en la medida de lo posible limitarlo a 1,5 °C para evitar consecuencias catastróficas. Sin embargo, con solo 0,25 °C que restan para alcanzar este umbral crítico, el riesgo para la agricultura y la seguridad alimentaria es inminente. Superar este límite podría generar sequías más severas, alteraciones en los ecosistemas agrícolas y una disminución en la producción de alimentos esenciales para la humanidad.

La forma en que producimos y consumimos los alimentos está directamente relacionada con el cambio climático, la pérdida de biodiversidad, la deforestación, la contaminación y la crisis del agua. Cada décima de grado que sube la temperatura afecta la producción agrícola, provoca sequías más intensas, incendios devastadores y disminuye la calidad de los alimentos. A su vez, el desperdicio alimentario no solo es un problema moral, sino un desperdicio también de recursos naturales, ya que cada alimento desaprovechado significa agua malgastada, suelos erosionados y emisiones innecesarias.

La forma de alimentarnos es una de las mayores responsables del cambio climático, representando alrededor del 34 % de las emisiones de gases de efecto invernadero, según datos del Panel Intergubernamental sobre Cambio Climático (IPCC) y estudios publicados en *Nature Food.* Al mismo nivel está la energía (31-35 %) y por detrás la industria y manufactura (21-23 %), el transporte (15-16 %), la construcción y edificios (6-7 %) y la deforestación y uso del suelo (6 %). La ganadería, el uso de combustibles fósiles, la producción de cemento y acero y la tala de bosques son los principales impulsores del cambio climático. Reducir el impacto requiere una transición a energías renovables, una alimentación más sostenible y el uso eficiente de los recursos. La producción de alimentos implica deforestación, uso de fertilizantes, consumo de agua y transporte, lo que incrementa su huella de carbono. Sin embargo, no todos los alimentos impactan de la misma manera: los de origen animal, especialmente la carne roja, tienen la mayor carga ambiental debido a la fermentación entérica del ganado, que libera metano (CH_4), un gas con un potencial de calentamiento global ochenta veces mayor que el CO_2 a corto plazo.

Según estudios científicos contrastados, los diez alimentos con mayor huella de carbono —medidos en kilos de CO_2 equivalente (CO_2e) por kilo de alimento producido— son:

— Carne de res (vacuno): hasta noventa y nueve kilos CO_2e.
— Chocolate (cacao cultivado en monocultivos): cuarenta y seis kilos CO_2e.
— Cordero: cuarenta kilos CO_2e.
— Carne de vaca de producción lechera: treinta y tres kilos CO_2e.
— Café (cultivo y transporte): veintinueve kilos CO_2e.
— Langostinos y gambas (acuicultura intensiva): veintisiete kilos CO_2e.
— Queso: veinticuatro kilos CO_2e.
— Pescado de piscifactoría: catorce kilos CO_2e.
— Carne de cerdo: doce kilos CO_2e.
— Pollo: diez kilos CO_2e.

Los sistemas alimentarios actuales no pueden sostenerse a largo plazo. Consumimos recursos a un ritmo superior al que la naturaleza puede regenerar. Cultivamos de forma intensiva, agotamos los suelos, desperdiciamos toneladas de comida y priorizamos la cantidad sobre la calidad. Necesitamos un cambio profundo y estructural. La pregunta es: ¿cómo logramos una alimentación sostenible sin comprometer la salud ni el placer de comer?

THE PLANETARY HEALTH DIET

Una de las respuestas más claras viene de la *planetary health diet,* una propuesta desarrollada por científicos de la Comisión EAT-Lancet. Esta dieta busca equilibrar la salud humana con la sostenibilidad ambiental. No se trata de un régimen estricto, sino de un modelo flexible basado en la evidencia, un puente entre el presente y el futuro en el que cada elección en la mesa contribuye tanto a la salud individual como a la del planeta.

Ajustar la ingesta de calorías, unos tanto y otros tan poco

En 2023, aproximadamente setecientos treinta y tres millones de personas en todo el mundo padecieron hambre, lo que equivale a una de cada once. Además, alrededor de dos mil trescientos treinta millones enfrentaron inseguridad alimentaria moderada o grave, lo que indica un acceso limitado a alimentos nutritivos. En cuanto a la malnutrición, más de dos mil ochocientas millones no pudieron permitirse una dieta saludable, reflejando una alimentación de baja calidad nutricional. Paralelamente, en 2022, unos dos mil quinientos millones de adultos tenían sobrepeso, y de estos, más de ochocientos noventa millones eran obesos. Estas cifras prueban la coexistencia de la desnutrición y la obesidad en el planeta, subrayando la necesidad de mejorar el acceso a dietas saludables y equilibradas para todos.

Menos carne roja, más vegetales

Según este modelo de dieta, deberíamos duplicar el consumo de fruta, verduras, legumbres, nueces y semillas. La mitad del plato tendría que ser alimentos de origen vegetal.

El consumo de carne roja es uno de los mayores impulsores del cambio climático. La cría de ganado requiere grandes extensiones de tierra, consume enormes cantidades de agua y produce altas emisiones de metano (CH_4), un gas con un potencial de calentamiento global 80 veces mayor que el CO_2 a corto plazo. ¿Cómo reducir el impacto?

- Consumir carne roja solo ocasionalmente, máximo una o dos veces por semana.
- Sustituir parte de la proteína animal por legumbres, tofu, tempeh, seitán y frutos secos.
- Elegir carne de ganadería extensiva y regenerativa, donde los animales pastan libremente y contribuyen a la fertilidad del suelo.

Reducir el consumo de carne no significa eliminarla por completo si no quieres, sino hacer elecciones más conscientes y sostenibles.

MÁS GRASAS SALUDABLES, MENOS GRASAS SATURADAS

Las grasas son esenciales, pero la fuente de la que provienen marca la diferencia. Mientras que las insaturadas —aceite de oliva, frutos secos, semillas y aguacates— protegen el sistema cardiovascular, las saturadas —presentes en carnes procesadas, embutidos, galletas y bollería— aumentan el riesgo de enfermedades cardíacas y generan un mayor impacto ambiental en su producción. ¿Cómo mejorar la calidad de las grasas en la dieta?

— Usar aceite de oliva virgen extra en lugar de mantequilla o margarinas industriales.
— Optar por frutos secos y semillas como fuente de grasa y evitar embutidos procesados.
— Incluir aguacate de forma moderada, priorizando los de producción sostenible.

GRANOS ENTEROS EN LUGAR DE REFINADOS

Los cereales son una fuente importante de energía, pero no todos son iguales. Los granos enteros —avena, arroz integral, quinoa, centeno, pan cien por cien integral— conservan su fibra y nutrientes esenciales mientras que los refinados —harina blanca, pan blanco, bollería— pierden gran parte de su valor nutricional y generan mayor desperdicio en el proceso industrial. ¿Cómo hacer el cambio?

— Sustituir el pan blanco por pan integral cien por cien.
— Elegir arroz integral o quinoa en lugar de arroz blanco.
— Preferir pasta integral en lugar de pasta refinada.

Adiós a los ultraprocesados y azúcares añadidos

Los ultraprocesados no solo tienen bajo valor nutricional, sino que su producción industrial genera altas emisiones de CO_2, envases plásticos y un consumo excesivo de recursos. Muchos de ellos están cargados de azúcares añadidos, harinas refinadas y grasas saturadas que aumentan el riesgo de enfermedades metabólicas. ¿Cómo reducir su consumo?

— Evitar productos con más de cinco ingredientes artificiales o azúcares añadidos.
— Sustituir bebidas azucaradas por agua, infusiones o café sin azúcar.
— Optar por *snacks* naturales como frutas, frutos secos o yogur natural.
— Recuerda intentar comprar siempre que puedas alimentos desnudos, sin envoltorios y sin procesar.

Comer sin agotar el mar

Los océanos son una de las mayores fuentes de alimento para la humanidad, pero también están en crisis. La sobrepesca, la contaminación y el cambio climático están afectando gravemente la biodiversidad marina. El pescado puede formar parte de una dieta sostenible y saludable, pero su consumo debe regularse para evitar el colapso de estos ecosistemas.

Según la FAO, actualmente más del 33 % de las poblaciones de peces comerciales están sobreexplotadas, lo que significa que se capturan más rápido de lo que pueden regenerarse. Métodos destructivos como la pesca de arrastre destrozan hábitats enteros, capturando toneladas de peces y otras especies no deseadas, como tortugas o tiburones, que terminan desechadas. A esto se suma la crisis del plástico en los océanos, donde millones de microplásticos acaban en la cadena alimentaria, llegando incluso a los peces que consumimos.

Una alternativa es la acuicultura, que hoy representa más del 50 % del pescado consumido en el mundo. Sin embargo, no toda la acuicultura es sostenible. Algunas granjas generan contaminación, aumentan la propagación de enfermedades entre peces y dependen de piensos hechos con pescado salvaje, lo que sigue ejerciendo presión sobre el océano. Aun así, ciertos modelos de producción como el cultivo de moluscos —mejillones, ostras y almejas— o la acuicultura integrada pueden ofrecer una opción de menor impacto ambiental. ¿Cómo podemos consumir pescado de forma más responsable?

- — Elegir pescado de pesca sostenible. Buscar certificaciones como MSC (Marine Stewardship Council) o ASC (Aquaculture Stewardship Council), que garantizan prácticas de captura o cultivo responsables.
- — Priorizar especies pequeñas y de rápido crecimiento, como sardinas y caballa, que requieren menos recursos para su producción y tienen un menor impacto en la cadena trófica.
- — Reducir el consumo de grandes depredadores, como el atún rojo o el pez espada, cuya pesca en exceso desestabiliza los ecosistemas marinos.
- — Apostar por fuentes alternativas de omega-3, como algas, que ofrecen los mismos beneficios nutricionales sin presionar las poblaciones de peces.
- — Evitar el pescado de piscifactorías intensivas, especialmente aquellas que utilizan antibióticos o piensos a base de harina de pescado salvaje.

Los océanos nos han alimentado durante siglos, pero ya no podemos consumir pescado como si fuera un recurso infinito. La clave no es eliminarlo por completo de la dieta, sino reducir su consumo y elegir opciones realmente sostenibles. Comer con conciencia es también una forma de proteger el mar.

Contra el desperdicio

Cada año se desperdician más de mil trescientos millones de toneladas de alimentos, lo que supone una pérdida masiva de agua, energía y recursos. Gran parte de esta comida que no se aprovecha ocurre en los hogares, donde se deshecha en buen estado por mala planificación o costumbres innecesarias.

Un ejemplo simple pero revelador: pelar una manzana en lugar de lavarla y comerla con piel desperdicia cerca del 30 % de la fruta, eliminando una parte rica en fibra y antioxidantes. Multiplicado por millones de personas que lo hacen cada día, el impacto es enorme. Estos son algunos consejos para reducir el desperdicio y la huella de carbono sin cambiar radicalmente la dieta:

- Comprar solo lo necesario y planificar las comidas.
- Aprovechar las partes comestibles de frutas y verduras.
- Almacenar bien los alimentos para prolongar su frescura.
- Congelar alimentos antes de que se estropeen.

Calidad sobre cantidad

La producción de alimentos varía enormemente en impacto ambiental. La ganadería intensiva, por ejemplo, consume grandes cantidades de agua y grano, produce residuos contaminantes y contribuye a la deforestación. En contraste, la ganadería extensiva y regenerativa respeta el ecosistema y mejora la calidad del suelo. Ejemplo de elección sostenible: una vaca criada en pastos naturales retiene carbono en el suelo y genera menos emisiones. Una vaca alimentada con piensos de soja cultivados en zonas deforestadas contribuye al cambio climático. Más allá de la carne, priorizar alimentos de temporada y proximidad reduce el impacto del transporte y favorece la economía local. Para elegir alimentos más sostenibles debemos:

- Priorizar productos locales y de temporada.
- Elegir alimentos con certificaciones ecológicas o de comercio justo.
- Favorecer mercados de proximidad y productores locales.

Comprar menos cantidad, pero de mejor calidad es una estrategia clave para reducir el impacto ambiental sin renunciar al disfrute de la comida.

El gran reto de la sostenibilidad

Monocultivos, el precio oculto de la producción masiva

La agricultura moderna ha permitido alimentar a miles de millones de personas, pero su impacto en el medio ambiente es innegable. Uno de los principales problemas es la expansión de cultivos industriales en enormes extensiones de terreno, dejando de lado la diversidad agrícola y comprometiendo la salud del planeta.

En los últimos años, el crecimiento de ciertos cultivos ha sido señalado como responsable de la deforestación, pero la realidad es que el verdadero problema no está en la planta en sí, está el destino que se le da. Un ejemplo claro es la enorme superficie de tierra dedicada a la producción de alimentos para abastecer la industria cárnica. Grandes territorios han sido transformados en zonas agrícolas no para alimentar a las personas directamente, sino para sostener un modelo de producción intensiva que consume recursos a un ritmo insostenible.

Más del 75 % de la producción mundial de ciertos cultivos se destina a la alimentación del ganado. En lugar de aprovechar de manera eficiente estos alimentos en dietas equilibradas, se utilizan para sustentar un sistema que necesita enormes cantidades de tierra, agua y energía para producir una cantidad mucho menor de calorías finales. Es un modelo ineficiente que presiona los ecosistemas y contribuye a la emisión de gases de efecto invernadero y a la pérdida de biodiversidad.

A esto se suma la dependencia de fertilizantes y pesticidas que empobrecen el suelo, contaminan los acuíferos y desplazan a comunidades locales que pierden el acceso a tierras fértiles. En muchos casos, estas prácticas responden a la demanda descontrolada de productos animales, que ha llevado a transformar ecosistemas enteros en grandes fábricas de alimentación para el ganado. Por tanto, si realmente se busca frenar la deforestación y reducir el impacto ambiental de la producción de alimentos, la solución no está en culpar a un cultivo en particular, sino en replantear cómo y para qué lo estamos produciendo. Apostar por una dieta más diversa y sostenible, donde se reduzca la dependencia de sistemas intensivos, es la vital para preservar los recursos naturales y alimentar al mundo de manera más eficiente.

La factura de la contaminación

Lo que antes eran aguas cristalinas ahora arrastra residuos plásticos, y el aire puro de antaño transporta partículas que nunca deberían haber estado ahí. La contaminación por plásticos ha alcanzado un punto crítico: un reciente estudio publicado en *Nature* ha revelado que los microplásticos han llegado al cerebro humano. Ya no son un problema ambiental, son una amenaza silenciosa para nuestra salud. Lo que tiramos al mundo vuelve a nosotros. No es la naturaleza la que está en peligro, es nuestra capacidad de vivir en ella.

Los microplásticos y nanoplásticos están en todas partes: en el aire que respiramos, en la sal de mesa, en el pescado que proviene de mares contaminados y, como hemos dicho, en el agua embotellada. Debemos sustituir el paradigma de consumo y producción, y la mejor manera de gestionar estos residuos es evitarlos en primer lugar generarlos. Si seguimos produciendo y desechando plástico al ritmo actual, para 2050 habrá más que peces en los océanos. Es momento de actuar. Fíjate en la siguiente tabla.

	Características microplásticos	Características nanoplásticos
Tamaño	Entre cinco milímetros y un micrómetro (µm).	Menos de un micrómetro (µm), llegando hasta un manómetro (nm)
Referencia visual	Un grano de arena pequeña puede ser similar en tamaño al microplástico más grande.	Es miles de veces más pequeño que el grosor de un cabello humano, comparable al tamaño de un virus o un glóbulo rojo.
Origen	Fragmentos de plásticos más grandes (botellas, bolsas, textiles sintéticos).	Microplásticos degradados con el tiempo o plásticos fabricados a escala nano (como aditivos en cosméticos).
Impacto ambiental	Se acumulan en playas, océanos y suelos, afectando la vida marina y aves.	Pueden entrar en la cadena alimentaria, atravesar membranas celulares y acumularse en tejidos de organismos vivos.
Posibilidad de absorción por organismos	Pueden ser ingeridos por animales marinos como peces y moluscos, afectando su sistema digestivo.	Son tan pequeños que atraviesan barreras biológicas, como la sangre o incluso la placenta humana.

Pero no hay futuro sin educación. Necesitamos enseñar a las nuevas generaciones a alimentarse de forma consciente, a respetar los recursos naturales y a entender que la comida no es solo calorías, sino información para el cuerpo y el planeta. Porque lo que sembramos hoy será la cosecha del mañana.

Innovación y conciencia

El sistema alimentario está cambiando y con él, la manera en que producimos, consumimos y valoramos la comida. La ciencia y la tecnología han abierto un camino hacia una alimentación más sostenible, eficiente y nutritiva, sin embargo, el verdadero desafío está en adoptarlo. No basta con desarrollar soluciones si la cultura y las políticas no evolucionan en la misma dirección.

Un ejemplo es la carne cultivada en laboratorio, una alternativa que replica la estructura y el sabor de la tradicional sin la necesidad de criar ni sacrificar animales. Su producción reduce hasta un 90 % las emisiones de gases de efecto invernadero y minimiza el uso de agua y suelo en comparación con la ganadería intensiva.

Otro avance es la fermentación de precisión, una tecnología que utiliza microorganismos programados para producir proteínas idénticas a las de origen animal. Gracias a esta técnica hoy se puede obtener leche sin ordeñar vacas, replicando la caseína y el suero sin recurrir a la ganadería. Empresas emergentes ya producen quesos, yogures y helados sin explotación animal, con un menor impacto ambiental.

En el campo, la agricultura regenerativa ofrece una solución real a la degradación del suelo. A diferencia de la agricultura intensiva, que agota la tierra con monocultivos, este enfoque se basa en la rotación, la cobertura vegetal y la reintroducción de árboles en las explotaciones agrícolas. Un ejemplo es el cultivo de leguminosas como garbanzos y lentejas, que no solo proporcionan proteínas vegetales, también como hemos dicho fijan nitrógeno en el suelo, mejorando su fertilidad sin necesidad de fertilizantes químicos.

Economía circular

Como hemos visto, cada año, un tercio de los alimentos producidos en el mundo termina en la basura, mientras millones de personas sufren desnutrición. Soluciones como la reutilización de subproductos alimentarios están cambiando este panorama. Un ejemplo es la transformación de bagazo de cerveza en harina, una alternativa rica en fibra y proteínas que reduce el desperdicio y crea nuevos ingredientes para la industria alimentaria.

También la biotecnología ha encontrado formas de reaprovechar desechos orgánicos. Por ejemplo, algunas empresas convierten cáscaras de plátano y restos de café en fertilizantes naturales, cerrando el ciclo de producción sin necesidad de químicos contaminantes.

Otra solución es la optimización de la cadena de distribución. En algunos países, supermercados y restaurantes han implementado aplicaciones móviles que permiten vender productos cercanos a su fecha de vencimiento a precios reducidos, evitando toneladas de desperdicio cada año.

El futuro de la alimentación no es un concepto lejano ni inalcanzable. Ya existen soluciones tecnológicas, políticas y culturales que pueden transformar el sistema alimentario en uno más justo y sostenible. Al igual que nuestras decisiones alimentarias pueden influir en la activación de genes beneficiosos en nuestros hijos, nietos y bisnietos, nuestras elecciones diarias también afectan el futuro de la tierra donde ellos vivirán. La herencia epigenética y la herencia ambiental parecen ir de la mano cuando buscamos no solo despertar genes buenos, también construir un planeta más habitable.

Este capítulo final es un reconocimiento a todos los científicos, nutricionistas, profesores, agricultores y expertos en sostenibilidad que trabajan incansablemente por un mundo más justo, saludable y sostenible. A quienes no siempre son escuchados, pero cuyas investigaciones son fundamentales para la supervivencia de nuestra especie. Gracias a quienes han dedicado su vida a estudiar cómo alimentarnos mejor sin destruir nuestro hogar. Porque el cambio no vendrá de la inacción, sino de la educación, la conciencia y la acción colectiva.

Agradecimientos

A mi familia y mis amigos, que son familia, por ser mi refugio, mi impulso y mi hogar.

A mi madre, la persona con más inteligencia emocional que conozco, por envolverme desde pequeño en la maravilla de la ciencia y enseñarme que la verdadera sabiduría está en saber escuchar, en sentir y en comprender.

A mi padre, que mientras escribía este libro, se convirtió en una estrella muy brillante, iluminando mi camino como siempre lo hizo, con su presencia eterna en cada recuerdo, en cada enseñanza, en cada palabra.

A Jony, mi compañero de vida, por caminar a mi lado en cada paso, en cada desafío, en cada sueño.

A mis hermanas y a mis sobrinos, en especial a mi pequeño Guille, porque su amor por el brócoli, la sandía y la zanahoria me recuerda que la nutrición es, ante todo, un juego de colores, sabores y vida.

A Sansa, mi perra y compañera fiel, porque he sentido su amor incondicional en cada página del libro.

A mis compañeros de universidad, con quienes compartí noches de estudio, dudas, risas y descubrimientos. A mis profesores, aquellos que no solo enseñaban, sino que contagiaban inquietudes, ilusión y pasión por esta profesión que tanto amo.

A mis compañeros de trabajo, por ser parte de este viaje de aprendizaje constante.

A mis pacientes, que sin saberlo me enseñan cada día más de lo que podría imaginar. Por ser mi mayor motor, mi razón de seguir explorando, comprendiendo y mejorando.

A los sanitarios que una vez me salvaron, porque su vocación y entrega me recordaron que la salud es un tesoro frágil y valioso.

A los dietistas, nutricionistas, tecnólogos alimentarios y técnicos superiores en dietética que dedican su vida a transmitir su conocimiento ayudando a mejorar la salud de los demás y garantizar un futuro sostenible

A mis editoras del Grupo Planeta, Virginia, Inés, Isabel, porque el día que me llamaron me metieron en una de las aventuras más bonitas, una que jamás olvidaré.

Al CSIC, por ser una fuente inagotable de conocimiento y ciencia, por alimentar mi curiosidad y darme herramientas para comprender mejor el mundo.

Este libro es para todos vosotros. Gracias por formar parte de mi historia.

Referencias bibliográficas

En este QR encontrarás los principales libros y estudios científicos que me han ayudado e inspirado a la hora de escribir este libro. No dudes en consultarlos si quieres ampliar conocimientos.